# 外傷救護の最前線

## ―事態対処医療の手引き―

編集

齋藤 大蔵
関根 康雅
吉村 有矢
秋冨 慎司
後藤 浩也

診断と治療社

# 序　文

　2020年に東京オリンピック・パラリンピックの開催を控えるわが国にとって，あっては
ならないテロの発生に備え，万が一の際の救急救護・医療体制の構築は喫緊の課題といえ
る．しかしながら，日本国内では幸運なことにテロ事案の発生が外国と比較して少なかった
ため，わが国の救急救護・医療関係者にはほとんど経験がないといっても過言でない．特に
外国のテロ事案のほとんどを占める爆弾テロや銃撃テロに対しては，わが国における救急救
護・医療体制は十分でないのが実状である．本書は，国内で爆傷・銃創が発生した際の病院
前救護について執筆しており，国民・市民のための外傷救護の最先端について記載したもの
である．

　米国ではテロリズムなどの不測の事態が発生した際のtactical emergency medical services
（TEMS）という救急救護システムがあり，わが国の「事態対処医療」にあたる．TEMSの科
学的エビデンスの拠り所はtactical combat casualty care（TCCC）という戦術的戦傷救護にあ
り，有事において爆発や銃撃によって負傷した兵士を救うための救急救護ガイドラインを基
盤にしている．TCCCは年々バージョンアップされて2010年からは米軍全軍に導入され，
世界に拡がっている．イラク・アフガニスタンにおける多くの米軍兵士の犠牲から得られた
教訓・知恵・技能を，テロ対策のための救急医療に応用することが米国社会では求められて
いるのである．

　TEMSの日本版である事態対処医療のなかで，その中核といえる爆傷・銃創に対する病院
前救護を「事態対処外傷救護（tactical combat trauma care：TCTC）」と定義し，その最前線
のトピックスについてまとめたのが本書である．米国と日本では法規も違えば，救急救護シ
ステムも異なるので，日本国内での事態対処医療は米国のTEMSと異なる側面をもたざる
をえない．日本の医療関連の法律に則った現実的な外傷救護を行うことが大切であり，本書
が少しでも参考になればこの上もなく光栄である．そして，爆傷や銃創は特徴を有する外傷
であり，本書を事態対処医療の手引きとして利用していただければ幸いである．

2018年6月

執筆者を代表して
防衛医科大学校防衛医学研究センター外傷研究部門・病院救急部
齋藤大蔵

# 執 筆 者 一 覧

## ◆ 編　集

齋藤大蔵　関根康雅　吉村有矢　秋冨慎司　後藤浩也


## ◆ 執　筆 （執筆順）

| | |
|---|---|
| 齋藤大蔵 | 防衛医科大学校防衛医学研究センター外傷研究部門・病院救急部 |
| 関根康雅 | 防衛医科大学校防衛医学研究センター外傷研究部門・病院救急部 |
| 後藤浩也 | 防衛医科大学校眼科兼務講師 |
| 瀬野宗一郎 | 防衛医科大学校防衛医学研究センター外傷研究部門・病院救急部 |
| 礒井直明 | 防衛医科大学校病院救急部 |
| 秋冨慎司 | 防衛医科大学校病院救急部 |
| 森　公慶 | 陸上自衛隊東部方面衛生隊 |
| 吉村有矢 | 防衛医科大学校病院救急部 |
| 竹島茂人 | 自衛隊中央病院救急科 |
| 高柳悦史 | 陸上自衛隊衛生学校 |
| 小岩井和樹 | 陸上自衛隊衛生学校 |
| 藤田真敬 | 防衛医科大学校防衛医学研究センター異常環境衛生研究部門 |
| 戸村　哲 | 防衛医科大学校防衛医学研究センター外傷研究部門 |
| 村上　馨 | 防衛医科大学校病院歯科口腔外科 |
| 堀口明男 | 防衛医科大学校病院泌尿器科 |
| 田脇　渉 | 陸上自衛隊衛生学校 |
| 寺山毅郎 | 自衛隊中央病院救急科 |
| 寺重　翔 | 自衛隊中央病院救急科 |

# 目　次

序　文 ……………………………………………………………… 齋藤大蔵　iii

執筆者一覧 ………………………………………………………………… iv

## ◆総　論

### A. 事態対処外傷救護

1　事態対処外傷救護（tactical combat trauma care：TCTC）とは ………… 齋藤大蔵・関根康雅　2

2　ホットゾーン：脅威の排除と脱出 …………………………………… 後藤浩也　10

3　ウォームゾーン：コレクションポイントにおける救命処置 ………… 関根康雅　15

4　ウォームゾーンからコールドゾーンへ：後方への患者搬送 ………… 瀬野宗一郎　19

## ◆各　論

### A. 事態対処時におけるスキル

1　ドラッギング・徒手搬送法 …………………………………………… 礒井直明　24

2　止　血 ………………………………………………… 秋冨慎司・森　公慶　31

3　気道確保 ……………………………………………………………… 吉村有矢　48

4　胸腔穿刺 ……………………………………………………………… 竹島茂人　57

5　骨髄輸液 ……………………………………………………………… 高柳悦史　61

6　米軍における後送要請 ………………………………………………… 後藤浩也　67

7　鎮　痛 ………………………………………………………………… 吉村有矢　71

8　出血性ショック・血液製剤 …………………………………………… 吉村有矢　76

9　抗菌薬 ………………………………………………………………… 小岩井和樹　83

### B. 事態対処外傷の基本

1　爆　傷 ………………………………………………………………… 齋藤大蔵　88

2　耐弾時鈍的外傷 ……………………………………………………… 藤田真敬　94

### C. 外傷別レクチャー

1　頭部外傷 ……………………………………………………………… 戸村　哲　99

2　顎顔面外傷 …………………………………………………………… 村上　馨　104

3　眼外傷 ………………………………………………………………… 後藤浩也　110

4　骨盤骨折・後部尿道外傷 ………………………………… 堀口明男・田脇　渉　118

5　四肢外傷 ……………………………………………………………… 寺山毅郎　125

6　熱　傷 ………………………………………………… 寺重　翔・吉村有矢　131

索　引 …………………………………………………………………… 136

---

## Column

ハートフォードコンセンサス …9 ／現場の証拠保全 …14 ／陽圧換気後に注意 …60 ／米軍における MEDEVAC …70 ／出血の病態生理 …81 ／頭部爆傷 …103 ／クラッシュ症候群 …130

v

# ◆ 総　論

◆総　論　A. 事態対処外傷救護

# 1 事態対処外傷救護 (tactical combat trauma care : TCTC) とは

## Ⅰ. シビリアンのための事態対処外傷救護

　事態対処医療とはtactical emergency medical support（TEMS）の和訳で，TEMSのテキストの1つである Tactical Medicine Essentials の翻訳本[1, 2]を出版する際に誕生し，テロリズムなどの不測の事態が発生した際の救急救護・医療のことをいう．米国で生まれたTEMSは米軍における戦術的戦傷救護（tactical combat casualty care : TCCC）を基盤にしており[2]，その理念はともに，①負傷者の救護，②さらなる負傷者の発生防止，③任務の完遂，にあるといえる[2~4]．TCCCは米軍特殊作戦軍と米国軍保健衛生大学（米国の防衛医大）が作成したガイドラインであり，1997年から特殊部隊に，2010年からは米軍全軍に導入された戦傷救護のことである[3, 4]．現在では米国国防総省内の戦場負傷者管理分野における負傷者救護・救命処置の標準と位置づけられており，米国外科学会や米国救護員協会からも推奨されている．一方で民間を対象としたTEMSの歴史は一元的ではなく，その救護の理論的背景はTCCCに基づく．TEMSの日本版である事態対処医療[1]について，爆傷や銃創などが発生した際の事態対処外傷救護について解説していくが，まずは事態対処医療の骨子となっているTCCCから述べていきたい．

## Ⅱ. 戦術的戦傷救護（TCCC）とは

　戦場における救護・医療のガイドラインであるTCCCは，出血の制御を救命の要としている．1993～1995年にかけてガイドラインが作成され，米国特殊作戦司令部の Frank Butler 軍医がその立役者である[5, 6]．TCCC は戦闘区域での応急処置を含む一連の戦術的戦傷救護活動であり，実証的分析により発展してきた[7~9]．過去の米軍兵士の死因分析において，生存した可能性のある死因は出血，気道閉塞，緊張性気胸であることがわかった（図1，2）[8]．特に，四肢外傷からの出血は全体の死因の9 % に達し，無視できない病態であることがあきらかになった[7]．このことにより，米軍は2001～2010年のアフガニスタン紛争・イラク戦争において，四肢からの出血に対して軍用止血帯（combat application tourniquet：CAT®）による止血を全軍に指示した結果，四肢からの出血で死亡した症例が全体の3 % まで減少した[8]．さらに，2001～2010年の間に，特殊部隊である第75レンジャー連隊に対してCAT®による四肢の止血だけでなく，骨髄輸液，胸腔穿刺，外科的気道確保などのTCCCに基づくすべての救命処置を指示し，全軍にはCAT®による止血のみを指示して比較検討したところ，全軍では戦傷者18,681 人のうち3,064 人が死亡して16.4 % の死亡率であったのに対し，第75レンジャー連隊では戦傷者262 人に対して死者28 人で死亡率は10.7 % と低率であった[9]．この結果から，米軍は全軍にTCCCを導入するに踏み切ったといわれる．

　戦場では平時の怪我と異なり，外傷の受傷形態に相違がある．わが国では銃で撃たれたり，鋭利なものが刺さったりするような鋭的な外傷は比較的まれであるが，戦争や紛争などの戦闘で発生する外傷は，爆弾の破片や銃創が大半を占めるため，鋭的外傷が主体となる[7]．実際にWDMET（wound data and munitions effectiveness team）が分析した近年の戦争の負傷兵の内訳は，爆弾の破片によるものが62 %，銃創が23 % と[7]，ほとんどが鋭的な外傷であり，多数の負傷者が同時に発生していた．こうした銃や爆弾による血管損傷は，わずか数分で致死的な状態に陥ることもある．換言すれば，外

2

傷を負ってから数分以内に処置ができなければ，たとえ四肢の出血のみであっても命を落としかねないといえる．軍事行動によって多くの死傷者を出してきた米軍は，その尊い犠牲から多くの教訓を得て，ターニケット（止血帯）を腕や足の出血に積極的に使用し，出血のコントロールを最優先にすることで，米軍の死亡率を大幅に減少させた[8]．CAT®による出血制御の有用性は高く評価されている．

## Ⅲ．TCCCの具体的特徴

TCCCの特徴は，平時の外傷患者の救護と異なり，MARCH〔M：massive hemorrhage（大量出血），A：airway（気道），R：respiration（呼吸），C：circulation（循環），H：head injury/hypothermia（頭部外傷/低体温）〕の順番に処置し，まず四肢の損傷の大出血による出血死を防ぐことから開始することにある（図3）．TCCCでは，砲火下の救護（care under fire），戦術的野外救護（tactical field care），戦術的後送救護（tactical evacuation care）に分けられる[3,5,6,10]（図4）．

### 1) 砲火下の救護（care under fire）

ホットゾーン（直接的な脅威があり，最も危険度が高い区域）での"砲火下の救護（care under fire）"では，脅威の排除が最重要であり，負傷者を脱出させて，負傷者自身もしくは救護者が応急処置を行う．そして，戦況が許す限り，四肢などの外出血を止血する．すなわち，出血部位より中枢側にCAT®を，服の上から装着する．気道確保としての気管挿管は，喉頭鏡使用で光を標的に銃撃されるかもしれないので，後述の戦術的野外救護の段階まで待つのが原則である．砲火下の救護では，敵の銃撃や爆破の危険がある最も危険な地域での救護であり，負傷者本人または仲間による処置が基本である．医療資材は個人用または分隊用の救急キット程度に限定されている．キットのなかはCAT®，弾性包帯，止血剤付ガーゼ，外科用粘着テープ，経鼻エアウェイ，手袋，はさみ，緊張性気胸用脱気針，処置記録シート，記載用マーカー，弁付きチェストシール，眼シールド，カッターなどであるが，砲火下の救護の緊迫した戦闘状況では，CAT®などによる軍用止血帯を用いて緊縛止血のみ行う．また，頸椎保護は頸椎損傷を強く疑わせる症例を除いて実施しない．

### 2) 戦術的野外救護（tactical field care）

ウォームゾーン（ホットゾーンより危険度は減少するが，潜在的危険区域）での"戦術的野外救護（tactical field care）"では，敵の銃撃などによる最も危険な地域からは脱したものの，依然として敵

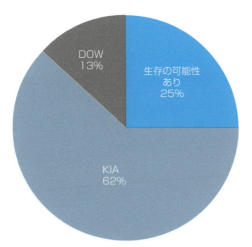

**図1** 対テロ戦争における米兵の死因分析

2001〜2011年の米軍の対テロ戦争（イラク，アフガニスタン）
KIA（killed on action）：戦傷により収容施設に到着するまでに死亡した場合
DOW（dead of wound）：戦傷により施設収容後に死亡した場合
〔Eastridge BJ, et al.：Death on the battlefield（2001-2011）: implications for the future of combat casualty care. J Trauma Acute Care Surg 2012；73：S431-437.〕

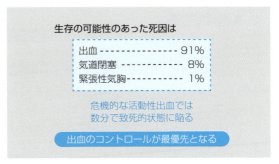

**図2** 戦場における防ぎえる外傷死

〔Eastridge BJ, et al.：Death on the battlefield（2001-2011）: implications for the future of combat casualty care. J Trauma Acute Care Surg 2012；73：S431-437.〕

の脅威にさらされた領域における救命処置であり，米軍では衛生兵による応急処置が救命率を上げている．前述したとおり，米軍では四肢損傷による大出血，気道閉塞，緊張性気胸に対する迅速な救命処置が，救命できる有事外傷患者を救っている．CAT®による四肢からの出血制御のみならず，経鼻的エアウェイ挿入，外科的気道確保，胸腔穿刺，鎮痛薬投与，抗菌薬投与などの有益な救命処置を実施し，迅速に次の段階である戦術的後送救護へとつなぐ"buy time"の概念が根底にある．TCCCでは医師資格をもたない戦闘員あるいは衛生兵であっても救命処置を行う．また，毛布などで保温し，低体温を防止する．資器材は限定されるので，医療用酸素は通常準備されない．

### 3）戦術的後送救護（tactical evacuation care）

コールドゾーン（直接的な危害が及ばない区域）での"戦術的後送救護（tactical evacuation care）"では，基本的には戦術的野外救護の救命処置を継続して，負傷者を搬送救護する．必要であれば，気管挿管を施行して気道確保する．緊張性気胸に対して胸腔穿刺を行って症状の改善がみられても，長時間の搬送が予測される場合はあらかじめ胸腔ドレナージを行ったほうがよい．

以上のように，TCCCは有事の第一線において爆発や銃撃によって負傷した仲間を救うための戦傷

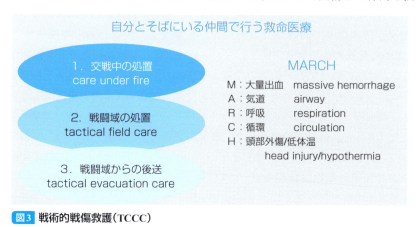

図3 戦術的戦傷救護（TCCC）

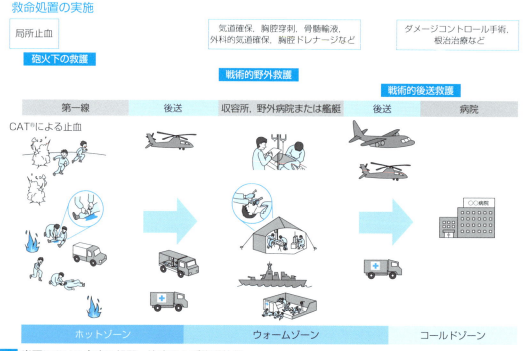

図4 米軍における有事の処置・治療および後送体制

救護であり，脅威の排除を行って収容所や野外病院などに後送するまでに効果のある救命処置を実施することで，生存率向上をはかるものである[3, 5, 6, 10]．TCCCの目的は病院前救護と同じく，医療施設にたどり着く前に「防ぎえる戦傷死」（preventable combat death）を最小限にすることである．一般的な外傷初期診療では，受傷から1時間以内（golden hour）に手術などの決定的治療を実施して，「防ぎえる外傷死」（preventable trauma death：PTD）を回避することを目指すが，戦闘時の負傷では，数分単位での処置が生死を左右する．そのため，負傷者自身あるいは負傷者相互による簡便かつ迅速に実施できる救急処置を実施し，敵の脅威から速やかに離脱し，危機的状況の回避処置を行い，後送先での治療に期待して後送するという治療戦術をとる．弾の飛び交うなかで自分とそばにいる仲間で行う救命医療が，イラクやアフガンの戦場で1,000人以上の米兵の命を救ってきたといわれる．ヘルメットやボディーアーマーなどの防護装備や，ヘリコプターを使用した輸送手段の改善も寄与しているが，このTCCCが浸透したことにより，米軍の戦傷者の死亡率は，近年の戦場において大幅に減少した[8, 9]といえる．

## Ⅳ．わが国における事態対処外傷救護の必要性とその課題

2003年に「武力攻撃事態等及び存立危機事態における我が国の平和と独立並びに国及び国民の安全の確保に関する法律」，いわゆる「事態対処法」が制定され，15年もの歳月が経過したが，世界のどこかで常に起きている紛争や衝突を，どこか遠い異国の話と考えてきた．しかし，この15年で，わが国を取り巻く安全保障環境は大きく変化をとげている．近年諸外国では，民間施設や繁華街などソフトターゲットを標的としたテロリズムが横行しており，その脅威は増すばかりである．一般的な犯罪は特定の人や重要施設を標的とするが，テロリズムの場合は無差別的に，防御の弱いところが攻撃の対象となる．すなわち，攻撃の対象は誰でもよく，日本が「テロリズムの標的」になる日が迫っているかもしれない．

米国では事態対処の活動に伴う救急医療の専門的分野は，TEMSとして20年以上の歴史を有しているが[11, 12]，日本における"事態対処医療"は冒頭で記述したとおり，米国のTEMSのテキストを和訳本として出版した際に[1]に生まれた，"TEMS"の和訳である．周囲の安全が確保されていない危険な状況では通常の救急医療とは異なる倫理や判断が必要であり，テロリズムなどの不測の事態が発生した際の救急救護・医療のことを事態対処医療と称する．そして，事態対処外傷救護（tactical combat trauma care：TCTC）とは，事態対処医療のなかで爆傷や銃創に対する外傷救護を指すものとする．すなわち，事態対処医療のなかに含まれる化学テロ，生物テロ，放射線・核テロなどは，複合的に合併しない限り事態対処外傷救護には含まれない．

日本国内では爆弾や銃撃によるテロリズムの発生が外国と比較して幸運にも少なかったため，外国のテロ事案のほとんどを占める爆傷や銃創に対しては，わが国の救急救護・医療関係者には経験がほとんどない．したがって，あってはならないテロリズムが発生した際に備え，万が一の時の事態対処外傷救護の体制構築と普及は喫緊の課題といえる．米国と日本では法規も違えば，救急救護システムも異なる．したがって，日本国内の爆傷・銃創に対する事態対処外傷救護はTEMSと異なる側面をもたざるをえない．たとえば，TEMSにおいて負傷者のコレクションポイント（TCCCにおける戦術的野外救護の救命処置実施場所）はウォームゾーンにおかれるが，わが国の事態対処医療のコレクションポイントは限りなくコールドゾーンに近いウォームゾーンに設定するしかないものと思料する．しかしながら，国内の爆傷などのテロ対応に対して，事件現場であるホットゾーンからコレクションポイントまでの間を担当する救護隊について，警察の特殊部隊のほかにはどの組織が担うのかが決まっていない．このことこそ，わが国における爆傷や銃創に対する事態対処外傷救護の現時点における最大の問題点と考える（図5）．諸外国の状況は対岸の火ではなく，わが国においてもテロリズムに対する事態対処を身近なものととらえ，そこで行われるべき事態対処外傷救護の必要性について

考えなくてはならない．

## V．事態対処外傷救護（TCTC）とは

過激派組織IS（イスラム国）の出現以降，テロリズムの多くは，爆弾と銃によるものであり，特に即席爆発装置（improvised explosive device：IED）による爆破テロは年々急増の一途をたどっている[13]．TCTCとは，このような状況に対して行われる救護のことである．実際は出動要請があっても進入の統制がはかられ，現場に近づくことはできないかもしれない．安全管理上は，危ないところには近づかないことは，ある意味で正解ではあるが，通勤途上だったら？休日だったら？たまたまそこに居合わせてしまい，仲間や家族が傷ついているのに見て見ぬふりがはたしてできるのだろうか．もちろん危険な場所に飛び込んでいくことを推奨するわけではない．発生してはならないことが，万が一に起きてしまったその日のために，普段から必要な知識や技能を身につけることは決して無駄なことではないと考える．

### 1）まず何をするか

TCTCでは，まず負傷者に取りつく前に目の前の状況を的確に評価し，緊急対処事態なのかどうかをD（detect，認知）することから始まる．事態対処と認識したのならば，脅威の抑制（排除）により，身の安全を確保することが救護の第一歩になるからである．銃撃であれば，まだ攻撃される可能性があるのかどうか．爆発であれば，事故による爆発か，故意による爆発か，二次爆発の危険性はないかなどを判断しなくてはならない．犯人は複数か，すでに確保されているのか，自爆テロか，場合によっては負傷者のなかにも犯人が紛れ込んでいる可能性もある．まだ攻撃や爆発の可能性があるのであれば，みずから救護をすることを諦め，負傷者自身での処置が可能かどうか確認する必要があり，動けるのであれば逃げる．動けないのであれば隠れる．負傷者がさらなる負傷をしないように，もっと大切なことはみずからが負傷をしないようにすることが，被害の拡大を防ぐというTCTCのはじめの一歩となる．

### 2）現場の安全が確保されたら次に何をするのか

TCCCにおける治療の優先順位を表す言葉に前述のとおり"MARCH"がある[4]．通常の外傷救護におけるA→B→C，つまり気道・呼吸・循環の順に評価・治療する優先順位とは少し異なり，爆傷や銃創では，短時間で致命的になりうる四肢の大量出血がしばしば問題となるため，まず"M"，つまり「大量出血の制御」を優先させることが救命のために重要になるからである．さらに，負傷者への最初の評価・処置は，脅威や危険が伴う現場で行わなければならない場合がある．可能な限り脅威

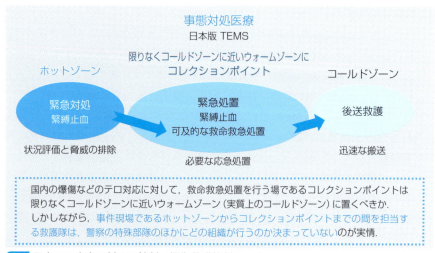

図5 国内テロ事案に対する銃創・爆傷救護体制の一案

を排除して安全の確保，速やかな退避に努めると同時に，大量出血を認めた場合は，四肢用ターニケットによる出血の制御だけはできるだけ早期に行うことが推奨されている．こうした事態対処の現場で四肢用ターニケットを素早く適切に装着するためには，事前に十分な訓練を行って習熟しておくことが必要であり，迅速性と的確性という核心部分は同じであるが，既存の外傷標準教育コース[14]に銃創・爆傷や多数負傷者に対する救護を加えた新たな事態対処医療の教育や訓練の場が必要と考える．

## VI. 防衛医科大学校における事態対処外傷救護コース

防衛医科大学校では，事態対処における外傷救護の知識・技術と根本となる考え方を修得する目的で，TCTCのoff the job trainingを非公式ながら行っている．現在行っている時程表を**表1**に示す．D（認知・脱出），M（大量出血の制御），A（気道管理），R（呼吸管理），C（循環管理），H（体温管理）の各スキルステーションののちに，シナリオによる模擬外傷救護を行っている．2016年度に3回の試行コースを行い，2017年度既に本コースを6月に実施した．2017年度は年間4回の事態対処外傷救護コースを行い，2018年度からは防衛医科大学校の正式なoff the job trainingになる予定である．このTCTCコースは，自衛隊員，警察官，消防隊員のみならず，医療従事者を対象としたoff the job trainingである．本セミナーでは，銃創・爆傷に遭遇した際に，みずからの安全管理を継続しつつ，それぞれの段階においてやるべきことを教示し，戦術レベルでの事態対処における多機関連携を模索している．敵の脅威下で負傷者自身あるいは負傷者相互により，必要な処置を行い，医療の制約の大きい環境から，安全な場所で十分な医療を提供できる施設に，限られた時間内に搬送することを活動指針としている．受講生の対象が広い分，特殊性や専門性の整合といった課題もあるが，消防・警察・自衛隊といった異なる機関の隊員が，ともに机を並べて受講し，お互いで処置の練習をしたり対応を話し合ったりすることで，お互いの職域の特殊性を理解し，関係強化につながるものと考えている．爆傷・銃創などのテロリズムに対応可能な人材の育成と，"信頼を絆に変える"職種の枠を越えた連携強化を目指したい．各隊員個人の事態対処医療における能力向上はもとより，多機関が連携し信頼を得ることでより強固な絆となり，万が一の際に1人でも多くの命が救われることを心から望む．

## VII. TCCCのコンセプトを通常の救急医療に

TCCCにおけるcomplete the missionとは，戦闘の作戦目的の達成である．民間の平時の救急医療は患者の救命・治療が任務そのものであるが，TCCCでは救護・医療よりも作戦・任務の達成が根本にあるといわざるをえない．すなわちTCCCの医療対象者はあくまで，第一線で活動する一般兵士であり，民間人に重度の負傷が生じたことを想定したガイドラインではない[3, 5, 6, 10]．ミリタリーから

**表1** 事態対処外傷救護コースの時程表
tactical combat trauma care（TCTC；ダブルTC）

| 開始〜終了 | 実時間 | 内　容 |
|---|---|---|
| 9：00〜 9：30 | 30分 | 座学 |
| 9：35〜10：20 | 45分 | Skill Station D，Skill Station M |
| 10：25〜11：10 | 45分 | Skill Station M，Skill Station D |
| 11：15〜11：45 | 30分 | Skill Station A，Skill Station R |
| 11：50〜12：20 | 30分 | Skill Station R，Skill Station A |
| 12：20〜13：10 | 50分 | 昼食 |
| 13：10〜13：40 | 30分 | Skill Station C，Skill Station H |
| 13：50〜14：10 | 30分 | Scenario Station 1，Scenario Station 2 |
| 14：20〜14：50 | 30分 | Scenario Station 2，Scenario Station 1 |
| 15：00〜16：20 | 80分 | Scenario Station 3，Scenario Station 4 |

Skill Station：D（認知・脱出），M（大量出血の制御），A（気道管理），R（呼吸管理），C（循環管理），H（体温管理）

シビリアンへの転換が必要であるが[1, 2, 11, 12]，わが国にあてはめると，自衛隊には医官を中心とした衛生職種が存在し行動をともにできるが，警察に代表される法執行機関では，事件や事故に対応する際に初動要員や被害者・被疑者の人命救助のため同行する衛生職種は通常は存在しないとのことである．昨今，民間施設や繁華街などソフトターゲットを標的としたテロが横行しており，こうした身近な場所を守る法執行機関や消防，防災機関が，危険な現場においても対処活動を遂行するためには，組織の垣根を越えた連携が必要と考える．近年米国では，民間救急サービスにも，大量死傷事件や銃乱射事件に対し，危機的出血の際には，即時の出血コントロールを推奨している．日常で起こる事故と，脅威の存在する事態対処は共通の概念はあるものの，初期対応・救護に相違があることを本項で概説した．

## おわりに

　事態対処外傷救護はテロリズムなどで発生した爆傷・銃創に対するシビリアンのための救急救護のことであり，TEMSがその骨子になっている．また，TEMSは有事・軍事におけるTCCCのエビデンスに基づいており，不測の事態における負傷者救護のために米国で発展してきた．万が一にもあってはならないテロの発生に備えて，適切な救急救護体制の構築が喫緊の課題といえる．今こそ，わが国においても，爆弾・銃撃テロに対する救急救護体制の構築がオールジャパンで必要なのではないか．少なくとも米軍TCCCの止血に関する手技を，一般人，ファーストレスポンダー，救急医療システムに根付かせる必要があるものと考える．わが国においても多職種連携による事態対処外傷救護のオールジャパン体制構築の必要性を提唱したい．

### 文　献

1) 事態対処医療研究会（監訳）：事態対処医療 Tactical Medicine Essentials. へるす出版, 2015.
2) Campbell JE, et al.：Tactical Medicine Essentials. Jones & Bartlett Learning, 2010.
3) Montgomery HR, et al.：TCCC guidelines comprehensive review and update: TCCC guidelines change 16-03. J Spec Oper Med 2017；17：21-38.
4) National Association of Emergency Medical Technicians：Prehospital Trauma life Support: Military edition. Jones & Bartlett Learning, 2014.
5) Butler FK Jr, et al.：Tactical combat casualty care in special operations. Mil Med 1996；161：3-16.
6) Butler FK Jr：Tactical medicine training for SEAL mission commanders. Mil Med 2001；166：625-631.
7) Champion HR, et al.：A profile of combat injury. J Trauma 2003；54：S13-19.
8) Eastridge BJ, et al.：Death on the battlefield（2001-2011）: implications for the future of combat casualty care. J Trauma Acute Care Surg 2012；73：S431-437.
9) Kotwal RS, et al.：Eliminating preventable death on the battlefield. Arch Surg 2011；146：1350-1358.
10) Butler FK, et al.：Implementing and preserving the advances in combat casualty care from Iraq and Afghanistan throughout the US Military. J Trauma Acute Care Surg 2015；79：321-326.
11) Jerold K：Inclusion of tactical emergency medical support（TEMS）in tactical law enforcement operations. In：Hammesfhar R, et al.（eds），Tactical Emergency Medical Support: The Tactical Medical Hndbook. 3rd ed, Create Space Independent Publishing Platform, North Charleston, SC, 2014：276-279.
12) Llewellyn CH：The antecedents of tactical emergency medical support（TEMS）: a personal perspective. Adv Emerg Nurs J 2003；25：274-276.
13) Wolf SJ, et al.：Blast injuries. Lancet 2009；374：405-415.
14) 日本外傷学会, 他（監）：外傷初期診療ガイドラインJATEC（改訂第5版）. へるす出版, 2017.
15) Jacobs LM, et al.：The Hartford Consensus III: Implementation of Bleeding Control：If you see something do something. Bull Am Coll Surg 2015；100：40-46.
16) Berwick D, et al.（eds）：A National Trauma Care System: Integrating Military and Civilian Trauma Systems to Achieve Zero Preventable Deaths After Injury. THE NATIONAL ACADEMIES PRESSTHE NATIONAL ACADEMIES PRESS, Washington DC, 2016.

（齋藤大蔵・関根康雅）

## Column ◆ ハートフォードコンセンサス

　米国においても米軍のTCCCを通常の救急医療に導入することは，当初現場においては遅れていた．四肢出血の早期止血のためのターニケットの使用は民間においても必要なことであったが，2013年4月15日に発生したボストンマラソン爆破事件において多数殺傷事件に対するターニケットの準備と使用が十分でなかったことがあきらかとなり，軍から民間への救急止血プロトコールの移行が遅れていることを露見させた．多数負傷者の出血死を防いで生存性を高めるために，国家としての政策作成のための合同委員会が開催され，「ハートフォードコンセンサス」[15]が発表された．米国のコネチカット州にあるハートフォード病院で開催された第1回ハートフォードコンセンサスは，ボストンマラソン爆破事件の少し前，事件を予見するかのように，2013年4月2日に開催された．そののち，第2回，第3回と回を重ねることで，その目標は早期の出血の制御をファーストレスポンダーに義務づけることとして，ターニケットや止血資材の使用に関する教育を，一般人，ファーストレスポンダー，救急隊員に対して強化することになった．米国の通常の救急医療体制において，どこでもターニケットを使用できるように，多くの組織や社会の賛同を得て，整備が進行している．すなわち，米軍の13年間で6,800人の犠牲者から得られた教訓，知恵，技能が，民間の救急医療に生かされることが米国社会で求められているのである．さらに米国では軍と民間の外傷救護の相互協力として，national trauma care system[16]の構築が目標，構造，体制，情報，訓練，人的交流などで進んでおり，2015年5月から現在に至るまで進行中とのことである．

◆総　論　A．事態対処外傷救護

# 2 ホットゾーン：脅威の排除と脱出

　事態対処外傷救護(tactical combat trauma care：TCTC)には "tactical(戦術的)" という言葉が入っているように，一般的な医療とは異なる．TCTCでいう "tactics(戦術)" は，文字どおり，命のやりとりを含む意味をもつ．なぜなら，TCTCで救うべき負傷者は，襲撃者によって被害を受けた者が主であり，さらなる犠牲を防ぐためにも，戦闘での被害を避ける行動に準じた動きをし，また状況によっては襲撃者に反撃する必要があるからである．

　TCTCが参考としている米軍の戦術的戦傷救護(tactical combat casualty care：TCCC)で強調されるのが，"good medicine may be bad tactics(良い医療は悪い戦術になるかもしれない)" である[1,2]．

　TCTCにおいて，tacticsの要素が最も強いのは本項のホットゾーンでの医療であろう．ホットゾーンでは，害意をもった襲撃者による危険が負傷者にも救護者にも迫っている可能性がある．ホットゾーンは何をすべきか，何をしてはならないのか，戦術的な観点から述べていきたい．

## Ⅰ．ホットゾーンの原則

　ホットゾーンは，現在進行中の銃の乱射などで，救護者を含め人々が「直接の脅威下」にある，もしくはその可能性が高い状態である[3]．軍隊や強力な治安部隊であれば，圧倒的な火力により現場を制圧するという選択肢もあるが，事態対処外傷救護においては少人数の警備担当者が小銃程度の武装をしていればよいほうで，医療従事者のほとんどはほぼ丸腰である．反撃するというのは現実的な選択肢ではない．危険を避けるには可能な限り速やかに危険を認知(detect)し，離脱(extraction)しなくてはならない．ホットゾーンに滞在する時間は最小限にすべきであるため，行うべき医療処置はきわめて限定される．平時の医療ですべきとされる医療でもここでは行ってはならないものがある．ホットゾーンは時間との勝負であり，医療においても迅速性＞確実性である[4]．

## Ⅱ．事態対処外傷救護の優先順位

　事態対処外傷救護はチームプレーである．その優先順位は，チームの動き(戦術)としては "THREAT"，医療としては "MARCH" である(図1)[5]．

　チームの動きとしては，まず "脅威の抑制(threat suppression：T)" があり，次に "出血の管理(hemorrhage control：H)"，そして "安全区域への早期脱出(rapid extrication to safety：RE)" となる．そして安全区域すなわちウォームゾーンあるいはコールドゾーンに到着してから "医療者による評価(assessment by medical providers：A)"，その後 "医療機関への搬送(transportation to definitive care：T)" となる．

　医療の面では，まず "大量出血の制御(M)"，続いて "気道確保(A)" "緊張性気胸の解除と呼吸管理(R)" "静脈路確保とショックの治療(C)" を行い，最後に "頭部外傷・低体温(H)" に対して頭部外傷への処置および保温処置をして搬送に耐えうるように準備する．

　ホットゾーンでは図1の青字で示したように，THREATのTHREまで，MARCHのMのみを行うのが原則となる．医学的にM以外の処置が必要であっても，時間を要して負傷者と救護者らを危険にさらすおそれがある以上，ホットゾーンでは推奨できない．

10

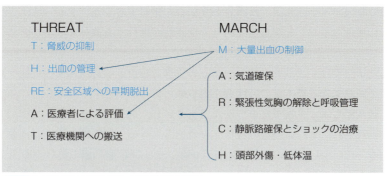

**図1** 事態対処外傷救護における優先順位
〔Office of Health Affairs Department of Homeland Security：First Responder Guide for Improving Survivability in Improvised Explosive Device and/or Active Shooter Incidents. 2015. を元に作成〕

## 1）脅威の抑制（threat suppression）

　負傷者，救護者を含め，あらゆる人々にとって現場は危険である．救出に向かう者が犠牲になるようなことがあってはならない．武器を持った警察官などが銃を乱射しているような襲撃者を倒して安全確保してくれることもあるが，一見安全になったかにみえても襲撃者が負傷者のふりをしてじっとしているだけかもしれない．あるいは，襲撃者と戦って撃たれた警察官が錯乱して銃撃してこないという保証はない．そのため，事態対処外傷救護の現場では負傷者へのアプローチは慎重に行う．
　特に，ほぼ丸腰であろう救護者は，警備担当者によって掃討（cleared）され，最低限の安全性が確保（secured）された場所に，遮蔽物などで直接の照準に入らないようにcoverされつつアプローチする．犯罪者と対峙する可能性もあり，戦わざるをえない状況も起こりうるが，危険を回避するのが最良の「脅威の抑制」である．

## 2）大量出血の制御（massive hemorrhage control）

　ホットゾーンは危険であり，救護者に対する攻撃の危険から，一切の医療行為はせずに脱出のみを行うか，救援そのものを断念せざるをえないこともある．ただ，いくらかでも安全が確保できるなら，ホットゾーンでも，出血の管理（hemorrhage control）をしておくことが望ましい．四肢からの大出血をターニケット（止血帯）で減らすこと〔大量出血の制御（massive hemorrhage control：M）〕のみである．近年の戦争やテロでは爆弾や高速弾による銃撃で四肢が大きく損傷されることが多くなった．防ぎえる外傷死（preventable trauma death：PTD）の代表が四肢の大血管からの大出血であり，現場で速やかに止血できれば救命が期待できるものが多くある[6,7]．
　ホットゾーンにおける止血は，ターニケットによる緊縛止血が中心である．日常診療において最も簡便かつ効果的な止血は手指による圧迫止血である．しかし，ホットゾーンにおいて救護者の手を1本1人の負傷者の止血に使用することは，安全地域への脱出において，救護者本人の行動を制限し，チームの動きを鈍重にし，結果的には救命効果を減退させることにもつながる．幸い，軍用止血帯（combat application tourniquet：CAT®）など，簡単に緊縛止血ができる器具が開発され改良されてきた．簡易な器具でできることは器具にやらせればよいのである[8]．具体的なターニケットの使用法については，各論A-2止血の項目を参照されたい．

## 3）安全区域への早期脱出（rapid extrication to safety）

　ホットゾーンは危険である．テロリストが救護者を狙撃しようと待ち構えているかもしれない．したがって，危険が相対的に少ない区域に早期に脱出すべきである．もし可能であれば，負傷者自身を自力でホットゾーンから脱出させる．そうすれば救護者を危険に曝すリスクを少しでも減らすことができる．ただし，自力で脱出可能としても，救護者が不要ではない．救護者による援護射撃があれば負傷者はより安全に脱出できる．

負傷者が自力で脱出できなければ，救護者が負傷者を搬送することになる．ホットゾーンでは危険回避のため軽快に移動できることが重要であり，救護者が携行する器材は武器を含め最小限にとどめる．

　脅威が切迫した状況では，ストレッチャーなどに負傷者を搭載する時間すら危険な場合があり，まずは近くの危険を回避できる場所まで負傷者を引っ張ったり，引きずったり（ドラッギング）する．救護者が単独でも数人でもよく，腕や足をつかんでもよいし，ロープなどを使って牽引してもよいが，救護者の体力が消耗され，また負傷者の身体への負担も大きく，長距離の搬送は困難である．ドラッギングの具体的な方法については，各論A-1 ドラッギング・徒手搬送法の項目を参照されたい．

　救護者が負傷者を担いで搬送する場合，ファイアーマンズキャリーのように1人で搬送することも可能であるが，複数で行うほうが搬送する側も負傷者も負担が小さくて済む．

　まずは負傷者を搬送できる体勢にさせる．負傷者に意識があれば協力させる．どのような搬送方法をとるのかは，搬送に割り当てることができる人員，搬送距離，地形や建物の構造といった現場の状況でさまざまである．

　搬送中にも攻撃を受ける可能性がある．搬送中に突然攻撃を受けてばらばらに対応するわけにはいかないので，どのように伏せるのか，逃げるのか，それとも反撃するのか，負傷者も救護者もその状況について認識を統一しておくとよい．負傷者が警察官など武器を扱える者であれば銃を構えさせておく．

　搬送の際は，負傷者が武器を持っていれば確保して安全化し，不必要な持ち物を外して軽量化するほうがよい．ただし，負傷者が警察官などで防弾チョッキなどを装備していれば，搬送中に攻撃を受けるかもしれないので，そのままにしておく．

　脱出で負傷者と救護者すべての安全を追求するため，迅速性・確実性のバランスをどうとるかの判断を行う．危険な状況では迅速性を重視することになるし，比較的安全であれば止血をしっかりするなど，負傷者の安全をより確実にはかる．救護者同士，そして負傷者としっかりとコミュニケーションをとり，確実に認識を統一しておくことが脱出時の危険を減らすことにつながる[9]．

　平時の外傷救護では頸椎保護が重要で，あきらかな脊椎の損傷がない場合でもネックカラーやバックボードによる全脊柱固定を行ったうえで搬送する．しかし，脊柱の固定に必要な器材はかさばり，ホットゾーンにおける行動を制約するし，危険な状況下で固定に時間をとられるとさらなる犠牲者の発生にもつながる．そのため，ホットゾーンでは，爆発物で身体が吹き飛ばされて転落して受傷する三次爆傷のように，受傷機転から脊柱の損傷が強く疑われるなど，よほどの事情がなければ脊柱の固定よりも迅速な脱出が優先される．実際，歩行にて作戦行動中に即席爆発装置（improvised explosive device：IED）によって受傷した米軍将兵326名のうち19名（5.8 ％）に頸椎損傷が認められたものの，頸椎の画像診断で不安定な損傷とされたものはそのうち4名（1.2 ％）に過ぎず，戦場における頸椎保護についてはどうしても必要とはいえないようである[10]．

## Ⅲ．携行する救急品セット

　事態対処医療の現場に携行できる医療資器材は限定される．特にホットゾーンにおいては，機動性の面からは武器を含め携行する器材は少なければ少ないほどよい．一方，現場においても提供できる医療能力が高いほうが望ましいので，器材に余裕があるほうがよい．すなわち，機動性と医療能力はトレードオフの関係にあり，その任務に応じてバランスを考えて準備しておくべきである．その1例として最前線の戦場に向かう兵士に支給される個人用救急品セットが参考になる．戦場では救護者が携行できる器材もきわめて限定的であり，原則として負傷者本人の救急品を救護者あるいは負傷者の同僚が使用するため，兵士全員に個人用救急品セットが支給される．

　図2は2013年に米国陸軍が公表した陸軍の個人用救急品セット（individual first aid kit：IFAK，ア

イファックと発音)の新型(II型)である[11]．陸軍IFAKのセットにはCAT®が入っている．留意すべきは，兵士はポーチの中だけでなく，胸ポケットなどにCAT®を少なくとも1本準備していて，撃たれたときなどに直ちに，すなわちホットゾーンにおいて，本人あるいは救護者がそのCAT®で止血する．ホットゾーンにおいては，IFAKのポーチを開けてCAT®を取り出しているわずかな時間すら命取りになりかねない．このように，CAT®はポーチに組み入れるだけでなく，取り出しやすい位置にCAT®を装着しておき，直ちに使用可能としておくべきで，ほかの物品はウォームゾーン以降で使用する．

　IFAKのセットの医療器具には，限定された医療資格者にしか本来扱えないもので，国外での作戦行動中などの限定された状況下でのみ使用ができるものも含まれている．そのため，日本国内での事態対処外傷救護においてIFAKをそのまま導入することには大きな問題がある．事態対処外傷救護では，医療器材とともに法的な整備についても十分考慮されなくてはならない．

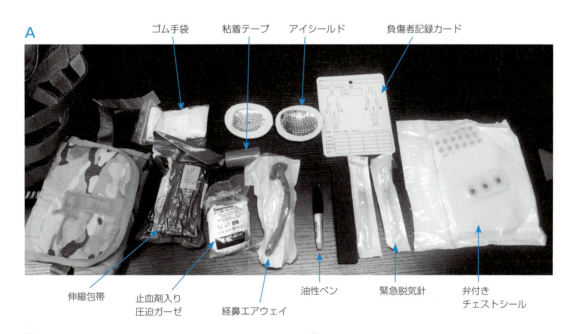

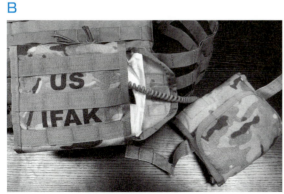

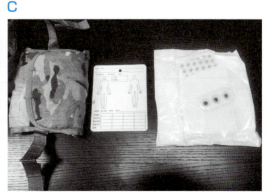

**図2　IFAK IIのセット内容**

B：米陸軍個人用救急品セット（indivudual first aid kit：IFAK）IIの外観．大きなポーチの中に，細かい器材をいれた小さなポーチが入っており，脱落防止のため伸縮ワイヤーで結ばれている
C：チェストシールと負傷者記録カードは大きなポーチに入れられている

## おわりに

　事態対処外傷救護は常に危険と隣り合わせであり，特にホットゾーンでは救護者に対してテロリストが銃口を向けていると理解しておくべきである．救護者が負傷者にならないよう，何をすべきか，何をしてはいけないのか，何かが起こったときにどうするのか，迅速性と確実性のバランスをどうとるのかといったことを平時から考え，訓練しておかねばならない．また，これまで思いもよらなかった凶悪犯罪でさまざまなタイプの事態が生起しており，事態対処外傷救護で生じうるリスクについて常に関心をもち，また医療資器材の進歩についても情報収集を行い，いざというときにホットゾーンで安全に迅速に事態に対処できる運用能力を身につけてほしい．

### 文　　献

1）US Army Combined Arms Center：Handbook Tactical Combat Casualty Care. 2010.
2）Butler F Jr, et al.：Tactical Combat Casualty Care in Special Operations. Military Medicine 1996；161（Suppl）：3-16.
3）US Fire Administration：Fire/Emergency Medical Service Department Operational Considerations and Guide for Active Shooter and Mass Casualty Incidents. FEMA, 2013.
4）US Department of the Army：First Aid. US Army Field Manual. 2012, 4-25.
5）Office of Health Affairs Department of Homeland Security：First Responder Guide for Improving Survivability in Improvised Explosive Device and/or Active Shooter Incidents. 2015.
6）Kotzwal RS, et al.：Eliminating Preventable Death on the Battlefield. Arch Surg 2011；146：1350-1358.
7）Eastridge BJ, et al.：Died of wounds on the battlefield: causation and implications for improving combat casualty care. J Trauma 2011；71；S4-8.
8）Bulger EM, et al.：An Evidence-based Prehospital Guidelines for External Hemorrhage Control: American College of Surgeons Committee on Trauma. Prehosp Emerg Care 2014；18：163-173.
9）US Department of the Army：US Army Field Manual 8-10-6 Medical Evacuation in a Theatre of Operations Tactics, Techniques, and Procedures. 2000.
10）Tadeeo J, et al.：Cervical spine injury in dismounted improvised explosive device trauma. Can J Surg 2015；58：S104-107.
11）Army mil. 米国陸軍公式サイト．New first aid kit includes eye protection, strap cutter. 2013. https://www.army.mil/article/116565/New_first_aid_kit_includes_eye_protection_strap_cutter/

（後藤浩也）

### Column ◆ 現場の証拠保全

　忘れがちであるが，事態対処外傷救護の現場はまさに犯罪の現場である．あらゆるものが証拠であり，犯罪捜査の重要な資料となる．自身の安全確保と人命救助が最優先であるが，可能な限り，現場の状況は保存しておかねばならない．脱出させる前の負傷者の状況なども記憶が確かなときにしっかりと記録しておく．

◆総 論　A．事態対処外傷救護

# 3 ウォームゾーン：コレクションポイントにおける救命処置

　事態対処外傷救護（tactical combat trauma care：TCTC）における3つのフェーズは，①ホットゾーン（hot zone），②ウォームゾーン（warm zone），③コールドゾーン（cold zone）に分けられているが基本方針は戦術的戦傷救護（tactical combat casualty care：TCCC）と概念をともにしている[1,2]．

　ここでは，米国における事態対処医療（TEMS）のウォームゾーンでの対応，戦術的な緊急処置について概説する．

　ホットゾーンとは，脅威や敵の攻撃に直接さらされている状態であり，その脅威下で負傷者自身あるいは負傷者相互により可能な処置だけを行い，医療の制約の大きい環境から，比較的安全な場所に迅速に退避することを活動指針としている．

　ウォームゾーンとは，脅威が低下した比較的安全な場所ということなる．状況によっては，遮蔽物や隔壁があり，空間的な線引きが可能な場合もあるが，あくまで負傷者や救護者がおかれている環境は脅威が完全になくなった場所ではなく，危険と隣り合わせであることに変わりはない．

　脅威の低下によって，危険度が減少し処置を行うための猶予ができた場所に過ぎない．また，ホットゾーンとウォームゾーンの境界線は確定的なものではなく，動的な要素をもっている．たとえ脅威が低下し，ウォームゾーンであったとしても，攻撃可能な範囲から脱している状況でなければ，再度の攻撃にさらされ，ホットゾーンになりうることも十分考慮しておかなければならない．重要なことは，負傷した部位や負傷の程度の評価と，必要な緊急処置が行える安全な場所を確保することであるが，同時に脅威の増大に備え，評価や処置に時間を費やすのではなく，迅速な評価と必要な処置のみを行い，さらに安全な場所へと離脱することにある．

## Ⅰ．戦術的な緊急処置

　前述のように，ウォームゾーンでの処置は，危険と隣り合わせであり，そのため，常に警戒を怠ってはならない．したがって，われわれは最初にD：detect・dragging（認知・脱出；現場の状況評価と安全確保）を行うことがウォームゾーンで大事であると提唱したい（図1）．また，利用可能な医療資源は，ファーストレスポンダー個人が携行しているものに限定されるため，負傷者への対応は危機的出血，気道，呼吸，循環のいずれも限られたものとなる．

　何を優先させるかは，"MARCH"すなわちM（大量出血の制御），A（気道確保），R（緊張性気胸の解除と呼吸管理），C（静脈路確保とショックの治療），H（低酸素や低血圧などによる頭部外傷の悪化を回避）/hypothermia（低体温の治療と回避）[3]の順となるが，同じ"MARCH"であっても，ウォームゾーンとコールドゾーンでは，行うべき処置に違いがあることも理解しておく必要がある．

### 1）M（大量出血の制御）

　出血の制御は，ホットゾーンでの迅速（1秒でも早く）に行う処置に加え，ウォームゾーンでは的確（確実に止める）に行う．具体的には，まずホットゾーンで行われた処置の再評価を行う．ホットゾーンでは負傷箇所の評価はできないため，四肢からの出血に対しては，ターニケット（止血帯）による緊縛止血を付け根に近い部分で着衣の上から施行しているため，衣服の裁断などを行って，創部を目視で確認する．創部が目視できたならば，創部から5～8cm（およそ手のひら1つ分）中枢側にターニケットを装着し確実に止血を行う．止血が確認されていれば，服の上にしてあるターニケットを外し交換

**15**

する．ターニケットは移動する間にずれたり，緩んだりするので，適切に装着されているかを繰り返し評価する必要がある．そのため，創部は常に見えるようにしておく必要がある．創部が隠れてしまうようなときは，額などにターニケットが装着されていることを示す"T"を書き記しておくと，負傷者にターニケットが装着されていることを情報共有しやすい[4]．

### 2）A（気道確保）

　戦場における気道閉塞（気道緊急）は，顔面外傷によるものが最も多く，下顎の損傷や出血が気道内に垂れ込んだことによる気道の閉塞によるものが多い．気道の確保が必要か否かは，目と耳で確認する．負傷箇所や意識状態を確認し，発語があれば，気道が開通していると判断できるが，声がれ（嗄声）や呼吸時のあえぎ（喘鳴）は気道の危険を知らせるサインとなる．

　顔面外傷で下顎の損傷や口腔内の出血が排出困難なときは，座位を保ったまま前屈（「考える人」の体勢）をとらせ，気道内への血液の垂れ込みを防止する．

　気道閉塞は，緊急性が高く，迅速な気道確保が必要となるが，イラクやアフガニスタンの戦死者で，生存の可能性のあった重篤な気道出血を起こした8名のうち5名に外科的気道確保が試みられたが，いずれも失敗に終わっている[5]．劣悪な環境下での外科的気道確保は困難であり，病院前の衛生兵による外科的気道確保については失敗率が33%との報告もあり[5]，成功率は決して高くない．負傷者の気道に異状があるか否かを迅速かつ的確に判断し，異状があると判断したならば，気道確保に最適な姿勢を確保しながら，より安全な場所に後送し，気道確保に精通した医療従事者による外科的気道確保を考慮する必要がある．

### 3）R（緊張性気胸の解除と呼吸管理）

　胸部や背部の体幹を負傷している場合は，呼吸状態に注意を払う必要がある．呼吸困難が悪化していく場合や，冷や汗や頻脈など循環にも影響が出てきた場合は，緊張性気胸に陥っていると判断し，躊躇なく第2肋間鎖骨中線で胸腔穿刺を行い，脱気を試みる．胸腔穿刺は簡便な処置であり，穿刺によって負傷者の状態を著しく悪化させることはないという考え方のもと，緊張性気胸を回避する手段として，米国では積極的に行うよう推奨されている[6]．

　体幹部に出血を認めたならば，状況に応じて着衣を裁断し，創部を確認する．創部からの空気の流出（サッキング）があれば，弁付きチェストシールで被う．基本は空気の流れを一方向とすることで，胸腔内への空気の流れを遮断し，胸腔内にたまった空気を排出することを目的としているが，弁が機能しなければ，それ自体が緊張性気胸を招くおそれがあり，継続した観察が必要である．

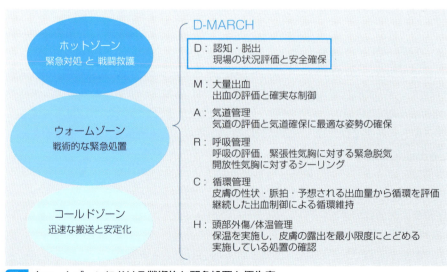

**図1** ウォームゾーンにおける戦術的な緊急処置と優先度

胸腔内に空気がたまってしまったようであれば，シールをはがし，創部からの脱気をはかる．

### 4）C（静脈路確保とショックの治療）

静脈路確保は，平時の救急であれば通常行われるべき処置ではあるが，ウォームゾーンでは処置にかかる時間と装備の観点から，限定的にならざるを得ない．まずは，出血による体液の喪失を最小限にとどめ循環を維持することを優先させる．皮膚の性状，脈拍，推定される出血量などからショックの程度を判断し，ショックに対する治療が可能な場所に後送する．

### 5）H（低酸素や低血圧などによる頭部外傷の悪化を回避/低体温の治療と回避）

低酸素による頭部外傷の悪化の回避は，酸素投与が有効であるが，ウォームゾーンにおいては投与すべき酸素の携帯は困難である．低血圧についても同様であるが，気道管理や呼吸管理また循環の管理が，低酸素や低血圧などによる頭部外傷の悪化の回避につながることはいうまでもない．低体温は，凝固障害を招き，出血を助長するおそれがあるため，負傷者の保温に気を配り皮膚の露出を最小限度にとどめることに留意をする．

## Ⅱ．負傷者集積場所（コレクションポイント）と搬送

事態対処においては，負傷者が複数発生することも念頭においておかなくてはならない．負傷者が多数発生した場合は，一度にすべての負傷者を安全な場所に離脱させるのは不可能である．状況によって異なるとは思うが，場合によっては負傷者を一時的に集めておくコレクションポイントをおく必要がある．このコレクションポイントは，ウォームゾーンの特性上ホットゾーンに近い場合とコールドゾーンに近い場合で搬送の優先順位に違いが出てくる．ここで確認しておきたいのは，負傷者の搬送もフェーズによって異なる意味をもってくるということである（図2）．

ホットゾーンからウォームゾーンへの搬送は，受傷直後に身を隠すための遮蔽物などへの移動や搬送であり，脱出を意味する．ウォームゾーンからコールドゾーンまでの搬送はより安全なところへの搬送であり，後送を意味する．コールドゾーンから医療機関への搬送が平時の救急医療に近い搬送であり，後送（搬送）を意味する．それぞれのフェーズで対応が異なるため，必然的に搬送の優先順位も変わってくることになる．

具体的な例をあげるならば，顔面外傷による気道緊急は，確実な気道確保がなされるまでは優先度は非常に高いが，医療の介入により気道確保がされているならば，後送（搬送）の段階では優先度は低くなる．四肢の血管損傷による危機的出血は，数分で致死的状況に至るため，最優先で脱出し出血の

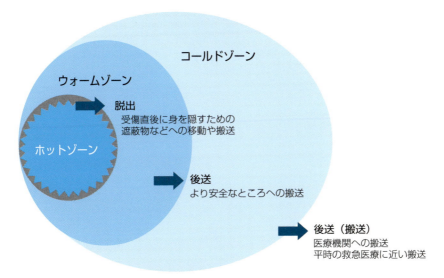

図2 負傷者の搬送もフェーズによって異なる意味をもってくる

制御をしなくてはならないが，止血が得られているならば，後送（搬送）の段階では数時間の猶予があるため優先度は低くなる．逆に，鈍的外傷による腹腔内出血は，外科的処置でしか対処ができないため，後送（搬送）の優先度が高くなる．搬送の優先順位を的確に判断することは，防ぎえる外傷死を減らすためにはきわめて重要である．

## Ⅲ．戦術的な緊急処置の意味

　上述のように，ウォームゾーンでの戦術的な緊急処置は，時間や環境や有効な医療資源に制限を受けるため，より適切な処置を行うには脅威にさらされる可能性が少ないところまで離脱する必要がある．医療機関への搬送を行うため待機可能な場所をコールドゾーンとするのであれば，ウォームゾーンは離脱の動線上にある通過点と考えるのが妥当である．生命に危機が迫っている負傷者にとって時間的猶予はない．戦術的な緊急処置とは，負傷者をコールドゾーンまで後送するための時間稼ぎ(time saving)であり，迅速かつ的確に負傷者の状態を把握し，できることをやるのではなく，やらなければならない処置を施して負傷者をコールドゾーンまで少しでも早く搬送することが重要である．

#### 文　献
1) Butler FK Jr, et al.：Tactical combat casualty care in special operations. Mil Med 1996；161：3-16.
2) Eastridge BJ, et al.：Utilizing a trauma systems approach to benchmark and improve combat casualty care. J Trauma 2010；69：S5-9.
3) Garrett R：Marching to the sound of gunshots: Virginia Tech incident puts emphasis on active shooter response. Law Enforcement Technology 2007；34：54-63.
4) 森　公慶, 他：四肢止血帯Combat Application Tourniquet®の参考. 防衛衛生 2016；63 suppl：1-11.
5) Eastridge BJ, et al.：Death on the battlefield (2001-2011): implications for the future of combat casualty care. J Trauma Acute Care Surg 2012；73：S432-437.
6) Butler FK, et al.：Implementing and preserving the advances in combat casualty care from Iraq and Afghanistan throughout the US Military. J Trauma Acute Care Surg 2015；79：321-326.

（関根康雅）

◆総論　A．事態対処外傷救護

# 4 ウォームゾーンからコールドゾーンへ：後方への患者搬送

## I．搬送担当責任者の選定

　事態対処医療において，発生した患者を病院などの後方の医療機関に搬送することも非常に大切なことである．医師や看護師，救命士，警察などで構成されたチームが現場で救護を行いながら，その患者たちを後方の医療施設に搬送することも同時に考えなければならない．現場の指揮官とは別に，搬送の指揮を担当する責任者を別に設ける必要がある[1]．搬送担当責任者は，搬送すべき患者の数，患者を搬送する順位，必要な搬送手段などを決めていかなければならない．特に，搬送順位に関しては"buy time（時間を稼ぐ）"という概念が必要になってくる[2]．

## II．搬送順位の決定

　ホットゾーンやウォームゾーンにおいて，"D-MARCH"（総論A-3 ウォームゾーン：コレクションポイントにおける救命処置の項を参照）に沿って治療を進めるときは，大量出血や緊張性気胸などの患者の対処が優先順位は高い．特に下肢の貫通性銃創は，CAT®（combat application tourniquet）などで即座に止血しなければ，致死率が非常に高い[3]．しかしCAT®などを用いて止血が完了し，バイタルが安定していれば，搬送順位はそれほど高くなくなる．一方，耐弾時鈍的外傷（behind armor blunt trauma：BABT）による肝損傷の患者に対しては，ホットゾーンやウォームゾーンにおいてできる処置はあまりない．腹部臓器損傷に対する根本的な治療を行わない限り，肝損傷による出血性ショックは徐々に進行してくる．そのため，救護所などのいわゆるコールドゾーンに患者を搬入した段階では，この患者の根本治療を後送して行うため，搬送順位は高くなる[4]．つまり，ホットゾーンやウォームゾーンにおける治療や搬送の優先順位と，コールドゾーンにおける治療や搬送の優先順

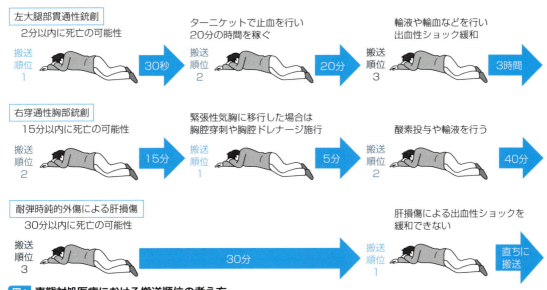

図1　事態対処医療における搬送順位の考え方

位は異なるということが大切なポイントである．適切な治療を必要とする患者に，適切な場所で適切な時間を提供すること，これをわれわれは"buy time（時間を稼ぐ）"とよんでいる[2]（図1）．

## Ⅲ．搬送手段や医療機関の選定

　事態対処医療は，大規模自然災害とは異なり，ある程度局所的な医療を想定している．そのため，広域に医療機関が機能不全に陥っていることは想像しにくい．しかし，同時多発的にテロなどが起こった場合は，周辺の医療機関や搬送手段が麻痺している場合は想定される．どの患者をどういう手段でどの医療機関に搬送するべきかを，搬送担当責任者が決めていかなければならない．場合によっては，ドクターヘリの要請なども考慮する必要がある．特定の医療機関に患者が集中すると，その病院には過剰な負担がかかるため，分散搬送を行う必要がある[1,5]．また，救急車などに医師が同乗できないケースが多いと思われ，後述する「搬送中の処置」をその患者に対してどの程度必要なのか，そしてどの程度行うことができるのかを，搬送担当責任者は瞬時に判断する必要がある．

## Ⅳ．搬送中の処置

### 1）低体温の予防

　外傷患者の予後不良因子となる低体温になることを防がなければならない．ホットゾーンやウォームゾーンにおいて，患者観察のために可能な範囲で脱衣を実施したり，大量の血液が付着した衣類などを脱衣させたりしている．搬送時には毛布などで被覆して保温に努めなければならない[6]．特に，航空機輸送する際には，機内がコレクションポイントよりも気温が低いことが多いので，より保温に留意する必要がある．また，ホットゾーンやウォームゾーンからコールドゾーンに移動する際に，図2のような器材を用いれば，そのまま保温の効果があり，後方への搬送時にも有効と思われる．

### 2）止血の確認

　CAT®やガーゼで出血部位に対して止血処置を行っているが，搬送中にはその止血処置が十分に行えているかを確認しなければならない．CAT®は止血が行えているなら，搬送中には基本的に緩めたり外したりすることは行わない．120分までなら，CAT®を巻き続けていても，合併症がなかったという報告もある[7]．CAT®による止血が搬送中に不十分だと判断したなら，さらにきつく縛るか，新たに中枢側にCAT®を追加する必要がある．また，ガーゼなどの固定が不十分であったり，ガーゼが血液や浸出物で汚染されたりしているなら，適宜交換しなければならない．

### 3）モニタリングの継続

　患者搬送時には，持続的にモニタリングすることは，非常に重要である．気管挿管している患者を搬送する際には，呼気終末二酸化炭素濃度（end-tidal $CO_2$：$EtCO_2$）のモニタリングが有用である[6]．

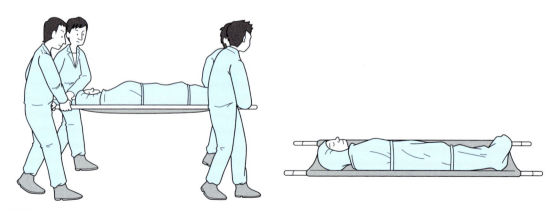

図2　保温しながら搬送できる器材

パルスオキシメーターは，損傷していない四肢に装着することが望ましい．時間に余裕があれば，全身観察および損傷部位などを再評価して，後方医療機関にスムーズに引き継ぐことができるようにするべきである．また，大量に患者が発生している場合は，モニタリングの器材が不足している可能性もある．そのため，どの患者にモニターを装着するか，またはチームの誰かが搬送に同乗するかなどを，搬送担当責任者は決める必要がある．救急車内などでモニタリングが困難な場合が生じたなら，モニターに頼らず患者の容態を繰り返し観察する必要がある．

### 4）搬送中の記録

コレクションポイントまでの記録に引き続き，搬送中の記録を行う必要がある．多職種が連携して対処しているため，記録用紙や記録様式が標準化されていることが理想的である．搬送中に心肺停止になり心肺蘇生（cardiopulmonary resuscitation：CPR）を行う必要が生じた場合には，心肺停止時間や心拍再開時刻，CPRを何サイクル行ったかなどの記録は特に重要である[6]．

### 5）鎮痛・鎮静薬や抗菌薬の投与

患者の精神的な苦痛の軽減という観点からは，搬送中に鎮痛薬や鎮静薬の投与が必要な場合がある．会話や声かけなどで，精神的な不安を取り除ける場合は，その努力を継続するべきである．しかし，不安や不穏が強く安静が保てない場合は，鎮痛・鎮静薬の投与を考慮するべきであろう．医師が同乗していない車内では，薬剤の使用が制限されるであろう．もし，鎮静薬を使用する時は，使用前の患者の意識をしっかりと評価しておく必要がある．鎮痛・鎮静薬には呼吸抑制を引き起こしたり，催吐作用が強かったりする薬剤もあるため，慎重に投与しなければならない．

また，麻薬系の薬剤を筋肉注射する際には，特に注意が必要である．鎮痛薬を筋肉注射して，その効果が現れるには約45〜60分程度の時間が必要である．よって，効果が出現しないといって，筋肉注射を繰り返さないように注意する必要がある[6]．病院前の治療で，抗菌薬を投与することは普段はあまり行われていない．しかし，貫通創や眼損傷などに対しては，早期の抗菌薬の投与を推奨する報告もある[8,9]．創部の状態や患者の容態に応じて，病院前で抗菌薬を投与することを考慮してもよいだろう[6]．

### おわりに

後方への患者搬送で必要になる"buy time"の概念を十分に理解し，患者搬送の順番を決めなければならない．搬送中は低体温を防止しつつ，患者の容態を適宜観察し，適切に対処する必要がある．

#### 文 献
1）大友 康（編）：標準多数傷病者対応MCLSテキスト：mass casualty life support. ぱーそん書房, 2014.
2）Palmer LE, et al.：TacMed Updates: K9 Tactical Emergency Casualty Care Direct Threat Care Guidelines. J Spec Oper Med 2017；17：174-187.
3）Dorlac WC, et al.：Mortality from isolated civilian penetrating extremity injury. J Trauma 2005；59：217-222.
4）Courtney MW, et al.：Working toward exposure thresholds for blast-induced traumatic brain injury: thoracic and acceleration mechanisms. Neuroimage 2011；54：S55-61.
5）日本集団災害医学会DMATテキスト改訂版編集委員会（編）：DMAT標準テキスト. 改訂第2版, へるす出版, 2015.
6）Callaway DW, et al.：Tactical emergency casualty care（TECC）: guidelines for the provision of prehospital trauma care in high threat environments. J Spec Oper Med 2011；11：104-122.
7）Lakstein D, et al.：Tourniquets for hemorrhage control on the battlefield: a 4-year accumulated experience. J Trauma 2003；54：S221-225.
8）Colyer MH, et al.：Delayed intraocular foreign body removal without endophthalmitis during Operations Iraqi Freedom and Enduring Freedom. Ophthalmology 2007；114：1439-1447.
9）Geiger S, et al.：War wounds: lessons learned from Operation Iraqi Freedom. Plast Reconstr Surg 2008；122：146-153.

#### 参考文献
・日本外傷学会, 他（監）：外傷初期診療ガイドラインJATEC（改訂第5版）. へるす出版, 2017.

（瀬野宗一郎）

# ◆各 論

◆各論　A．事態対処時におけるスキル

# 1 ドラッギング・徒手搬送法

**Check Point**

① 事態対処の現場では，負傷者を脅威から守ることが最優先である．
② 負傷者へ近づく際は，周囲の警戒や武器の安全化を含めた現場の安全確保に努める．
③ 現場処置は迅速な止血に留め，周囲を警戒しつつ徒手搬送法による早期脱出に努める．

　事態対処の現場では，負傷者に対するさらなる危害や救護者への攻撃の脅威があり，医療資源もきわめて限定される．受傷後，脅威から速やかに脱出し，最低限の処置を行い，後送先での治療に期待して後送するという段階的な治療後送の考え方が重要である．
　戦術的戦傷救護(tactical combat casualty care：TCCC)では，砲火下の救護(care under fire)，戦術的野外救護(tactical field care)，戦術的後送救護(tactical evacuation care)の3段階に区分され，各段階で，行うべきことと控えるべきことをガイドラインとして明記されている．詳細は総論A-1 事態対処外傷救護(tactical combat trauma care：TCTC)とはを参照されたい．本項では，おもにホットゾーンでの砲火下の救護において必要と思われる，負傷者対応から搬送方法について述べる．

## Ⅰ．脅威の排除と脱出

　総論A-2 ホットゾーン：脅威の排除と脱出の項目にあるように，原則として事態対処の現場では，負傷者を脅威から守ることが最優先であり，次いで負傷の評価や処置が行える安全な場所を確保する．攻撃や脅威が続いている場合は，負傷者の処置にあたることはせず，時には襲撃者に対して反撃し，自身の身を守るとともに付近に倒れている負傷者に対する脅威を軽減する．処置中であっても救護者は，状況に応じて負傷者への処置を中断して，まず脅威の排除にあたる必要が生じる場合もある．

## Ⅱ．安全の確保

　負傷者対応から搬送までの基本的な流れは，安全の確保→報告→観察(初期評価・全身観察)→処置→搬送→医療施設への収容，である．安全を確保せずに負傷者処置を行うのはきわめて危険であり，負傷者に近づく際は，①脅威(テロなどの襲撃，暗闇などの視界不良)に対して警戒を怠らないこと，②応答可能な負傷者に対しては，周囲の状況の確認や警戒をするよう指示すること，③負傷者も周囲も過度な興奮状態であることに留意し，互いに声かけやsqueeze(掴む)などの合図を行い，冷静にかつ的確に伝達すること，④負傷者が武器を持っている場合，安全化せずに倒れることもあるため，武器の安全化を実施すること，を心がける．
　上記の行動によって安全を確保した後，負傷者の観察・処置を行うが，状況次第では，観察・処置に先立ち，脱出が最優先となることもある．

## Ⅲ．ドラッギング・徒手搬送法

脅威が続いていたり，爆発の危険，建物の倒壊など，現場から迅速な離脱を要すると判断した際は，現場からの速やかな脱出および救出を行う．自力歩行が不可能な負傷者の救出は，通常ドラッギングとよばれる，地面を引きずるようにして行う．

具体的には救護者らが，①事態対処要員の妨げにならないように意識し，②負傷者の状況に応じて，自力歩行が可能な場合は誘導し，不可能な場合は肩車や両脇を抱えたり衣類の襟元や装着しているベストやハーネスなどの装着備品がある際はその一部を掴み，③頭部体幹が一直線となるように意識して退避方向へ迅速に牽引する．

なお，救出側の人数が1人の際，片手は電灯・通信器操作で塞がるため，荷重や移動距離に制約がある．複数の場合は，周囲の警戒，負傷者保有武器の安全化，移動先への誘導などの役割分担が望ましい．

救出にあたる際は，現場の指揮官らの指示に従い，移動を開始する．徒手搬送の際は，基本2人が負傷者の前後または左右で負傷者を抱えて，誘導と周囲の警戒下で行うのが望ましい．前後方向に移動する際は，①負傷者と前後の搬送員は同一の方向を向く，②前方の搬送員は片手で負傷者の重ねた脚を抱え，もう片手では懐中電灯や無線機をもち，周囲を警戒しながら誘導を行う，③後方の搬送員は負傷者の背側より両前腕を組ませて両手で両脇から抱え込むことで安定をはかる点に留意する．

負傷者の搬送にあたっての体位変換法および各種搬送法については次に示す．

## ①体位変換法

### 立位→座位

**STEP1：首と腰を確保**　　**STEP2：壁に押しつける**　　**STEP3：足を払う**

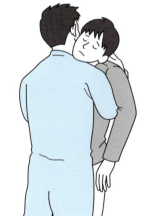 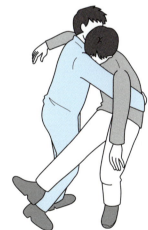 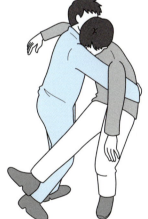

**STEP4：着座させる**

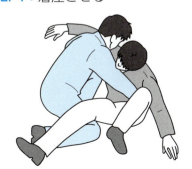

### 腹臥位→仰臥位

STEP1：上肢を伸展させて頭部を固定

STEP2：体幹を密着させて回転（首がねじれないように）

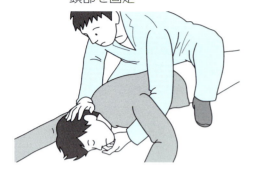
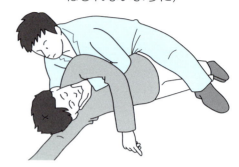

### 仰臥位→回復体位

STEP1：足を組ませる

STEP2：頭部を固定し回転

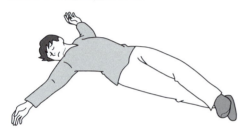
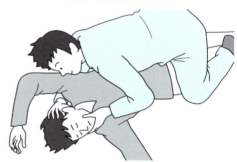

STEP3：片側の上下肢を直角に曲げて安定させる

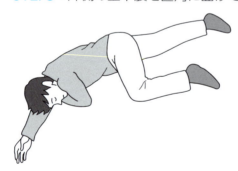

### ファイヤーマンズキャリー

STEP1：体幹を密着させ回転させる

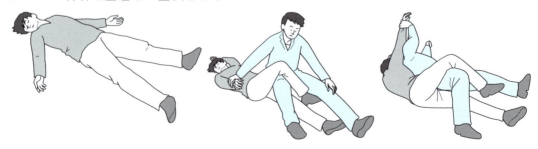

STEP2：負傷者の腹部を救護者の肩の上まで引き上げて，立ち上がる

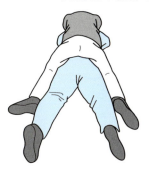
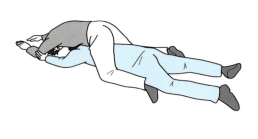

STEP3：片手はフリーに

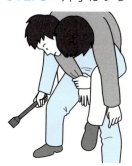

## ②徒手1人搬送法（前進運動）

ドッグキャリー

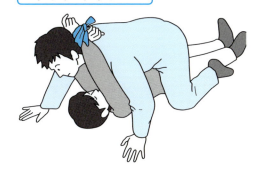

サドルバッグキャリー

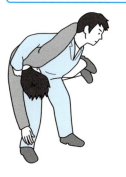
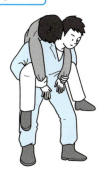

プリンセスキャリー

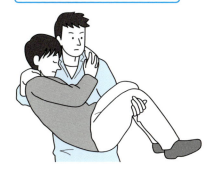

リュックサックキャリー

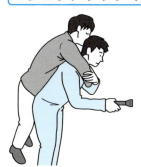

## ③徒手1人搬送法（後進運動）

### 綱引きキャリー

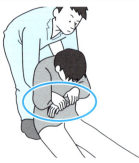

負傷者の腕を組み，両脇の内側から持つ．立ったまま後進して移動．片手でライトなどを持てる状態が理想

### カッターキャリー

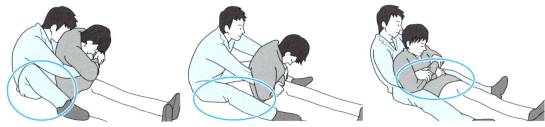

膝の屈曲と伸展により，後ろに倒れ込む力で引っ張る

## ④徒手2人搬送法

### トレインキャリー

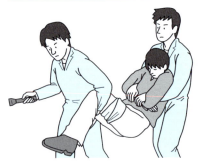

前方はライトなどを所持

### タワーキャリー

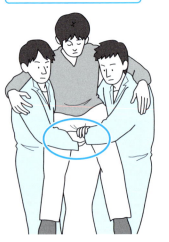

2人で両手首を交互に掴み，荷鞍を作る

### ソファーキャリー

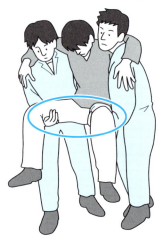

負傷者の膝下で担ぐ

## 2人支援担ぎ法(two-man support carry/seal team 3 carry)

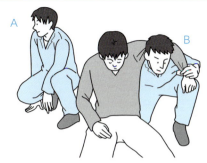
AはBが負傷者を担ぐ間は警戒

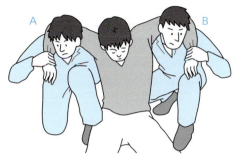
Aが担ぐ間、Bは警戒

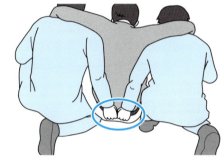
負傷者の腰ベルトなどを持つ

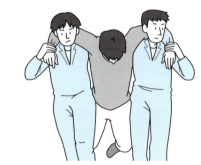
前方を警戒しつつ搬送する

## ⑤毛布使用搬送法

### ブランケットクロス

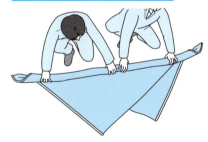
毛布を対角線方向に丸めて使用

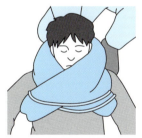

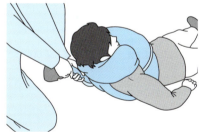

### ブランケットラップ

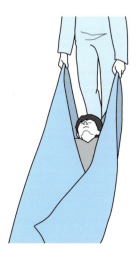

## Ⅳ. 報 告

　負傷者が発生したことは，①負傷者が事態対処要員であった場合，現場制圧のための人員が減ったことを意味し，②負傷者への処置および搬送に際して新たに人員を配置する必要があり，③脅威の排除に加えて二次被害を防ぐための人員を手配する，など，現場の指揮官が制圧および救出のために作戦変更や応援要請を判断する要因の1つとなる．そのため，負傷者の現場状況を，安全の確保中または確認後に上位組織へ報告を行う．具体的には負傷者が，①何人発生したか，②どの場所で発生したのか(脅威の場所でもある)または待機しているのか(安全が確認された場所でもある)，③処置や搬送のために搬送要員(救護者など)が何人必要か，を端的に行うのが望ましい．

## Ⅴ. 観察および処置

　現場の安全が確保され，状況を上位組織に報告した後に，負傷者の観察および処置に取りかかるのが望ましい．初期観察としては生理学的な評価と大出血に対する圧迫および緊縛止血を行い，全身観察を行える時間的余裕があれば実施する．現場の状況次第では，新たなる脅威の出現や場所の安全化が保てない場合は，ドラッギングや前述の搬送法で移動した後に，負傷者の再観察・処置を行うのが望ましい．救護者にとって，負傷者に網羅的な医療処置を現場で施す時間はほとんどなく，生命に危険を及ぼす四肢からの大出血では負傷者自身にも止血帯で処置できるように指示したり，処置状況を上位組織に報告するのが望ましい．

### おわりに

　事態対処時の負傷者発生時において，突発的な爆発など，脅威が継続している場合は，すみやかにドラッギングや徒手搬送で現場を脱出する．上位組織へ報告後，武器の安全化も含めた現場の安全確認後に負傷者の観察および処置を行い，周囲警戒を怠らずに医療施設への搬送に努める．

**参考文献**
- Butler FK Jr, et al.：Tactical combat casualty care in special operations. Mil Med 1996；161 Suppl：3-16.
- Eastridge BJ, et al.：Utilizing a trauma systems approach to benchmark and improve combat casualty care. J Trauma 2010；69 Suppl 1：S5-9.
- 作田英成, 他：戦術的な戦傷救護(TCCC)「防ぎえる死」の原因となる致死的戦傷への現実的対応. 防衛衛生 2012；59：121-130.
- 米国防省衛生部門(Military Health)：TCCC公式サイト. http://www.health.mil/tccc
- 米国救命士協会National Association of Emergency Medical Technicians：TCCC. http://www.naemt.org/education/naemt-tccc
- 米軍外傷研究所：統合戦傷システム　http://jts.amedd.army.mil/

(礒井直明)

◆各論　A．事態対処時におけるスキル

# 2　止　血

## Check Point

❶ 大量出血は，事態対処医療において防ぎえる死因のなかで最多である．
❷ 出血制御は，タイミングが最も重要．1秒でも早い迅速かつ状況に応じた適切な止血が，生命を左右する．
❸ ターニケット（止血帯）は，今や最終手段ではなく，第一選択である．四肢用ターニケットが解剖学的に適応でない場合は，止血剤包帯・接合部ターニケット・圧迫包帯といった適切なデバイスを使い分けることが求められる．

## I．大量出血（massive hemorrhage）

　大量出血の制御（massive hemorrhage control）は，事態対処医療のなかで最も緊要な事項である．大量出血の制御は，スピードと正確さの双方が必要不可欠[1]であり，誤った治療戦略に基づいて対応すると容易に悪化し，生存しえる命を奪うことになるからである．出血源により適用可能な資材が異なることを念頭に危機感をもって対処しなければならない．さらに大量出血が発生するような環境は，少なからず何かしらの脅威にさらされていると考えられる．たとえば，都市部で爆発物によるテロが発生した直後といった状況である．大腿の動静脈が完全に離断した場合，わずか3分で死に至る[2]といわれているが，このような環境は，混沌と混乱が常とされる戦場のようなものである．また，複数の攻撃方法やさらなる爆発物が待ち構えている可能性もある．救護者はその瞬間，自身がどの状況におかれているのか，まずすべきことは何かを至当に判断することが求められる．そのためには，適切な資器材を正しいタイミングで，正しく扱うことはもちろん，脅威に対しても適切な対応をとることが重要となる．本項では，止血に関する知識技術を身につけるだけでなく，脅威をいかにして排除しつつ対応するかの総合的な訓練の一助とするため，救護者のおかれている状況を，脅威の程度により3つの段階に区分[1]して，それぞれの段階でどのように救護し，出血を制御すべきかを具体的に述べていく（表1）．

　重要なのは受傷直後から一貫性をもった治療戦略であり，出血制御が最優先の課題であることは揺るがない．チーム・関係者一丸となって，生存しえる命を救うべく取り組まなくてはならない．この際，完全な止血を担保するために，各医療機関や，後送を担う救急隊などが，適切なデバイスを揃えておく必要があることはいうまでもない．

## II．防ぎえる死因の変遷

　現在，大量出血に関し「防ぎえる死因」といわれているのは，「圧迫可能な大出血[1]」である．かつては，四肢用ターニケットさえ使用すれば救命可能な四肢からの失血死のみが，「防ぎえる死[3]」として扱われていた．ベトナム戦争では2,500人以上が，四肢からの失血のみで命を落としたと見積

31

**表1** ケアにおける3つの段階とその定義，例および原則

**段階1）ホットゾーン**
定義：負傷者および救護者双方にとって直接的な脅威が存在する状態
状況の例：銃を持った襲撃者が射撃中，爆発物が次々に爆発している場合など
原則：脅威の排除，脅威からの退避を最優先に．生命を脅かす四肢からの大出血に対する四肢ターニケットのみ考慮する
　　　気道確保を含むその他全すべての救護処置は先送りする

**段階2）ウォームゾーン**
定義：直接の脅威はないものの，潜在的な脅威が残る段階
状況の例：銃を持った襲撃者が逃走し現場から離れた，爆発が収束したなど
原則：警戒を厳にしつつ，現場の資源で提供可能な救護や医療は，すべて提供可能．常に状況把握を行い，ホットゾーンの
　　　段階へ移行する事態に備えること

**段階3）コールドゾーン**
定義：潜在的な脅威が残る現場から離脱した状態
状況の例：後送中の救急車や病院などでの初期診療
原則：医師を中心とした通常の外傷ケアを提供．完全な止血・低体温防止・気道確保・緊張性気胸の防止に全力を尽くす

※ ここに記載する治療戦略は，地域メディカルコントロールなどの治療戦略と整合しない可能性があるため，注意されたい

**表2** ゾーンおよび出血部位別の止血要領まとめ

| 出血部位 | ホットゾーン | ウォームゾーン | コールドゾーン |
|---|---|---|---|
| 四　肢 | 四肢用ターニケット（hasty） | 四肢用ターニケット（状況に応じ hasty/deliberate），止血剤，圧迫包帯 | |
| 接合部 | 対処しない | 止血剤，接合部ターニケット，圧迫包帯 | |
| 骨盤内 | 対処しない | 一部の接合部ターニケットおよび骨盤固定具 | |
| 体幹部 | 対処しない | 止血剤，一部の接合部ターニケット，圧迫包帯 | |

もられている[4]．しかし，その教訓を反映したイラク・アフガニスタンの戦場では，四肢用ターニケットにより1,000人から2,000人の命が救われている[5]．このようなターニケットの発展と成功，および止血効果の高い世代の止血剤などが装備化されるのに伴って，次第に防ぎえる死として示される失血死の定義は，「圧迫可能な大出血」に置き換わっていった．

## Ⅲ．生存しえる死因

　2001年から2011年に記録された4,596名のイラク・アフガニスタンにおける戦死者について，米軍により事後検証と統計研究が行われた．階層化された死因分類では，すべての死者のうち87.3 %が治療施設到着前に死亡していた．そのなかの75.7 %（n = 3,040）が生存の可能性のないもの（nonsurvivable）であり，残る24.3 %（n = 976）が生存の可能性があるもの（生存しえる死因，potentially survivable：PS）に分類された．PSのうち90.9 %は，大出血が原因で亡くなっており，出血部位別の内訳は，体幹部（67.3 %），次いで接合部（19.2 %），四肢（13.5 %）からの出血であった[6]．この研究結果を受けて，四肢用ターニケットが解剖学的に適応でない部位，すなわち接合部や体幹部からの出血制御を，病院前において実施できる資器材が開発され各国で導入されている．

## Ⅳ．出血制御の究極の目標

　それは，「出血を完全に制御すること（止めること）」である．一言でいうのはいとも簡単であるが，実際はさほど簡単ではない．しかしさまざまなデバイスが発展した今日では，過去とは比べものにならないレベルの損傷が救命可能になった．どのデバイスも適切に使用しなければならないが，きわめて高度なストレス環境下で対応する事態対処医療においては，多少のオーバートリアージは許容されるべきである．同時多発する負傷者，限られた資源，さらなる脅威への恐怖心など，あげればきりがないが，そのなかで，命を救うために，必要なことを行うのみである．この後のセクションで細部の使用法を紹介する（表2，図1）．

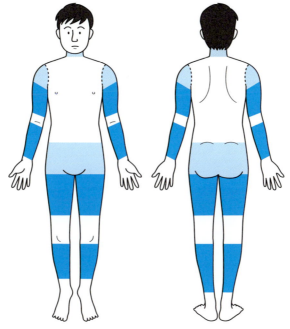

**図1** 出血部位別と各デバイスの適応
■：四肢用ターニケット，止血剤包帯，圧迫包帯
■：接合部ターニケット，止血剤包帯，圧迫包帯
□：止血剤包帯，圧迫包帯

## V．ターニケットへの誤った先入観

　ターニケットについて次のような考えが残っている．
・ターニケットは最終手段である．
・ターニケットを使用すると四肢が壊死する．
・ターニケットは骨が2本存在する前腕や下腿で使用すると効果が薄れる．
・ターニケットを使用したら，1時間に1度は緩め再還流を促す．
　実は以上のどれもが，事態対処医療では不適切な理解であり，現在の適切な理解は以下のとおりである．
・ターニケットは適切に使用されている限り安全であり[1]，その目安は「2時間」ある[7]．
・重度の負傷者などで，生命を脅かす大出血があるような場合には，ターニケットは第一選択の止血デバイスとなる[1]．
・ターニケットによって切断を余儀なくされた例はない[8]（イラクにおける米軍統計）．
・ターニケットは前腕や下腿といった骨間動脈が走行する部位でも十分に機能した[8]．
・ターニケットを使用後に，定期的に緩めるのは障害を引き起こす原因になるうえ，生命を危険にさらすため，行うべきではない[7]．
が現在では適切な認識である．ターニケットによるリスクは，失血により生命を脅かすリスクと，四肢に対するリスクを総合的に考慮すべきである．

## VI．四肢用ターニケットの種類

　四肢用ターニケットには，さまざまな種類の製品が存在する．本項では戦術的戦傷救護（tactical combat casualty care：TCCC）委員会が推奨[9]する3つのターニケットおよびその他のターニケットを紹介する（表3）．

表3 TCCC委員会推奨の3つのターニケットとその他の比較

|  | CAT® | SOF®TT | EMT | 即席（布と棒） | その他 |
|---|---|---|---|---|---|
| 止血有効率（実験） | 100% | 100% | 100% | ― | デバイスによる |
| 有効率（イラクでの実戦使用時の統計） | 79% | 69% | 92% | 25% | 0～74% |
| 携行性 | 良好 | 良好 | 重くかさばる | 良好 | デバイスによる |
| 片手での操作 | 可能 | 困難 | 困難 | 困難 | デバイスによる |
| TCCC委員会推奨 | あり | あり | あり（治療施設） | なし | なし |

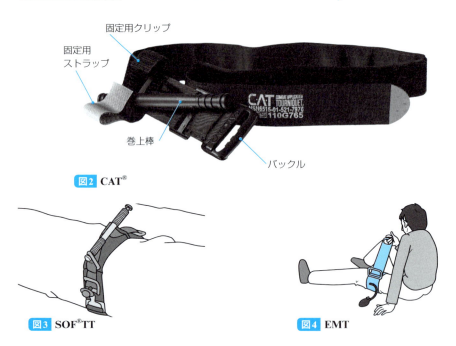

図2 CAT®

図3 SOF®TT

図4 EMT

### 1）CAT®（combat application tourniquet）（図2）

TCCC委員会より，病院前ターニケットとして最良のデバイス[8]との評価を得たターニケットである．現在販売されているものは第7世代（GEN7）であり，さまざまな研究をもとに改良されている[10]．米軍などで標準的に支給されており，世界中で広く使用されているデバイスである．

### 2）SOF®タクティカルターニケット（SOF®TT）（図3）

ベルトと金属棒などで構成されている．各パーツに金属を多く使用しており，非常に丈夫である．一部のユーザーからはCAT®よりも頑丈で信頼できる，という意見もある．イラクでの実戦使用で，有効率がCAT®よりは若干低かった[8]ものの，その信頼性からCATと同様に，TCCC委員会推奨の病院前ターニケットとして登録されている[9]．

### 3）EMT（emergency medical tourniquet）（図4）

イラクでの米軍による統計で，最も有効率が高かったデバイスであるが，その大きさや使用の難易度の観点から，治療施設内での使用に適したデバイスとして，TCCC委員会より推奨[8,9]されている．

### 4）その他のターニケット

各社がさまざまな構造のターニケットを発売しており，それぞれをすべて紹介するのは困難である．基本的にはベルトと棒を組み合わせた構造のもの，ゴムを使用して伸縮性をもたせたもの，微調整が容易なものなどがある．これまで紹介したCAT®，SOF®TT，EMTの3つのデバイス以外は，TCCC委員会から推奨されていないが，その個々の理由はあきらかではない．どのデバイスを使用するにせよ，そのデバイスを実際に使用して，その特徴や欠点に習熟する必要がある．

## Ⅶ. 四肢用ターニケットの適応

　最も明確な適応は，爆傷や銃創による四肢の損傷や離断などにより生命を脅かす大出血がある場合[1]である．具体的には「ビュッ，ビュッ」と噴き出る動脈性の出血や，「ドバ，ドバ」と出る静脈性の出血がある場合に適応[7]となる．しかし，暗闇や雨天などの環境は，出血などの損傷の確認を著しく困難にする．また，周囲の脅威も考慮しなくてはならないため，必ずしも迅速に出血を確認できるとは限らない．このような状況により，大出血の確信がもてない，確認ができない場合でも，状況から大出血の疑いがあるならば，躊躇せずターニケットを使用すべきである[1]．理由は，第一にターニケットの安全性は，すでにさまざまな研究で確認されている[7]こと，第二に米軍の統計上，過去の戦死者のうち約90 ％は治療施設に到着する前にすでに亡くなっているうえ[4]，ショック症状が出現する前にターニケットを使用することが，生存率の改善に役立つということが戦場でのデータから示唆されているからである[11]．

## Ⅷ. 実践的なターニケット使用法

　ターニケットは，一刻も早く使用することが重要であるが，迅速さと確実さは一般的に相反する要素である．そこで，状況に応じて使い分けるための，2つの使用法を解説する．

### 1）使用法1：迅速な止血（hasty tourniquet）（図5）

　目的：1秒でも早く止血すること．
　場面：ホットゾーン，ウォームゾーン．
　実施者：バイスタンダー，ファーストレスポンダー．
　ポイント：高く（四肢の付け根付近に）きつく，服の上から装着する．

### 2）使用法2：適切な止血（deliberate tourniquet）（図6，7）

　目的：ていねいで，効果が確実な止血．
　場面：ウォームゾーン，コールドゾーン．
　実施者：ターニケット使用に関し，十分な訓練を受けた医療従事者など．
　ポイント：出血部位より5〜8 cm中枢側に，肌に直接装着する．

## Ⅸ. ターニケット使用上の参考（tourniquet tips）

### 1）携行要領について

　ターニケットは，野外の環境に直接曝露させていると，壊れやすくなり，使用時の負荷に耐えられなくなることがある．携行要領として，すぐに取り出せることは重要であるが，直射日光や雨が当たるような位置ではなく，ポケットの中や，ポーチの中など，直接環境ストレスに曝露しない位置を推奨する[12]．また，個人でも携行する場合は，ターニケットを誰でもすぐに発見できるように，チームのなかで，その位置を統制することが望ましい．

### 2）ターニケットは使い捨ての設計

　ほとんどの市販されている専用四肢用ターニケットは，1回使い捨てで設計されている[13]．ターニケットは繰り返して訓練し，その使用に慣熟することが求められるが，訓練時には，実際に携行するものとは明確に区別して，訓練専用のターニケットを使用することが望ましい．最も使用されているCAT®の場合は，実際に使用するための製品は，オレンジ色または黒色で作られており，トレーニング用としてブルーで作られた製品が存在する．

### 3）四肢用ターニケットに関する疫学統計

　イラクにおいて行われた米軍の大規模調査では，232名の患者に計409本のターニケットが使用されていたが，この際にターニケットが起因して四肢切断になった例はゼロで，わずか3 ％弱に一時

## 使用法1：迅速な止血（hasty tourniquet）

### STEP1：ターニケットを巻く！

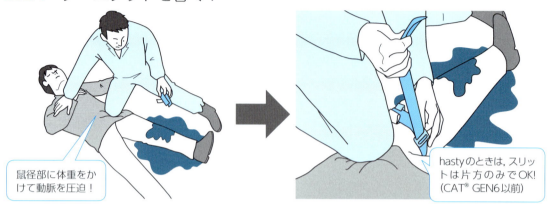

可能なら大腿動脈の圧迫止血を併用．出血部位よりあきらかに中枢側に，または四肢の付け根付近に「高く」，服の上から「きつく」CAT®を巻く

### STEP2：きつく締める！

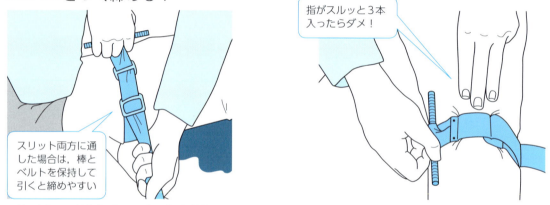

スリット（GEN6は片方のみでOK）にベルトを通し，できる限りきつく締める（最低でも指3本入らない位）

### STEP3：棒を3回転（180°×3回）させ止血し，固定する！

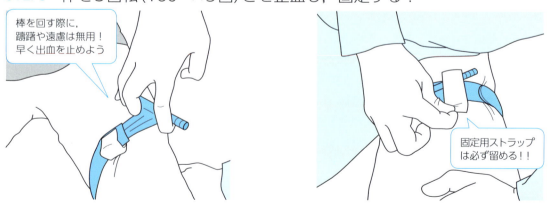

出血が止まるまで〔巻上棒を180°×3回（540°）を基準〕回転させ止血し，固定用クリップ・固定用ストラップで留める．その後，負傷者を安全な位置まで移動させる

**図5** 迅速な止血（hasty tourniquet）

# 使用法2：適切な止血（deliberate tourniquet）

### STEP1：安全確保と再評価

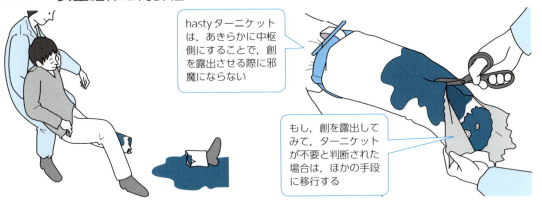

hastyターニケットは，あきらかに中枢側にすることで，創を露出させる際に邪魔にならない

もし，創を露出してみて，ターニケットが不要と判断された場合は，ほかの手段に移行する

負傷者を安全な位置まで移動させた後，創を露出させ視認し，損傷の程度を評価する

### STEP2：適切な位置へターニケットを装着し，きつく締める

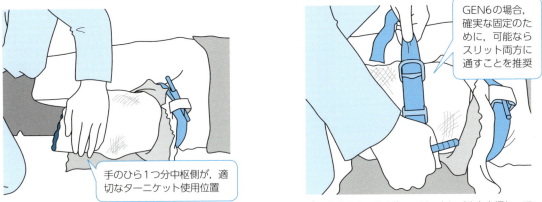

手のひら1つ分中枢側が，適切なターニケット使用位置

GEN6の場合，確実な固定のために，可能ならスリット両方に通すことを推奨

創傷より5〜8 cm（目安：およそ手のひら1つ分）中枢側に，肌に直接CAT®を装着する．その後，スリットにベルトを通し，できる限りきつく締める（最低でも指3本入らない位）

### STEP3：棒を3回転させ止血し，固定する！

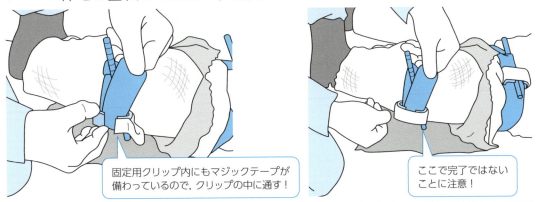

固定用クリップ内にもマジックテープが備わっているので，クリップの中に通す！

ここで完了ではないことに注意！

巻上棒を3回転（540°）回転させ止血し，固定用クリップに掛ける．その後，ベルト（マジックテープ）は可能な限りすべて密着させ，あまりは，固定用クリップに通した後，固定用ストラップで留める

図6 **適切な止血（deliberate tourniquet）**

## STEP4：再評価と判断

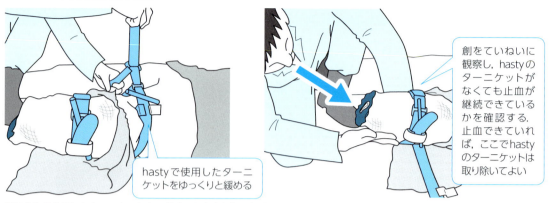

服の上から使用したターニケットを，緩めても出血しないか確認する．出血が持続している，または，末梢の脈拍が触知できる場合，肌に直接使用したターニケットをきつく締め直す

## STEP5：きつく締めても出血が確認された場合

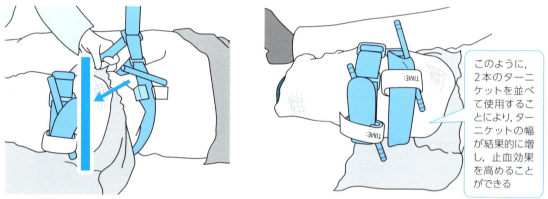

肌の上から使用したターニケットを，肌に直接使用したターニケットのすぐ隣（中枢側）に移動させる．その後，出血の停止と末梢の脈拍消失の両方が確認できるまで締める

## STEP6：記録

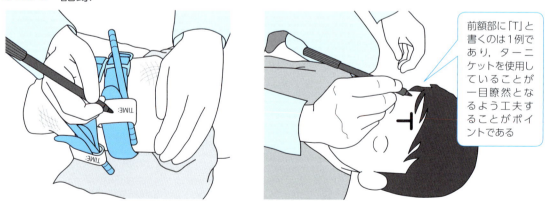

固定用ストラップに止血時刻を記入する．前額部にターニケット：tourniquetを示す「T」を記入する
ターニケットを使用した四肢を除き，全身を保温する

※ターニケットを使用するうえで最も重要なことは，血流を完全に遮断することである．よって，再出血や末梢の脈拍が出現していないかを，繰り返し再評価し，出血があれば迅速確実に止血を行う

図6 適切な止血（deliberate tourniquet）（続き）

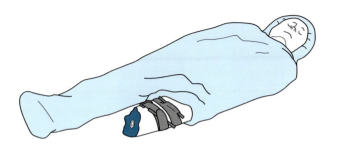

**図7** ターニケット使用時の保温における着意事項

全身を保温するとき，ターニケットの部位を露出しておく理由としては，ターニケットをしていることをほかの人にも視認させやすく，かつ継続的な観察ができるからである．また，虚血状態にある四肢への冷却は，組織の壊死を減少させるため露出を推奨されている．しかしこれは全身の保温をされているときであり，また過度な冷却は寒冷損傷を引き起こすため推奨されない

的な神経麻痺が生じた程度であった[8]．またこの調査により，それまでは骨間動脈の存在から止血効果が得られにくいとされてきた前腕および下腿へのターニケット使用も，止血効果は十分に得られていたことが示された[8]．

### 4）ターニケットの痛みについて

ターニケットはとても痛い．米軍からは銃で撃たれた傷よりも痛いという意見も聞かれる．重要なのは，ターニケットが痛いのは効果の[14]証左であり，この痛みが，ターニケットを緩める理由にはならないということを使用者が十分に認識しておくことである．

## X．止血剤包帯（hemostatic dressings）

止血剤包帯は，四肢用ターニケットが使用できない部位からの止血に有効[15]である．

### 1）止血剤とはどのようなものか

止血剤（hemostatic agent）とは，通常のガーゼとは異なり，何らかの有効成分で血液凝固を促す，あるいは血餅化を促進する資材を示す．四肢用ターニケットは，四肢のみにしか適用できないため，圧迫止血の適用部位に限られる．動脈からの出血を通常の滅菌ガーゼで圧迫止血する場合，相当な圧迫を加えるとともに，長時間の圧迫が必須である．これを事態対処の場というきわめてストレスの高い環境下で維持・継続するのは非常に困難であり，その解決策として止血剤は開発され，発展してきた．

四肢用ターニケットが全米軍で使用されるようになって以後，生存率は劇的に改善したものの，依然として大量出血は，生存しえる死因のうち最も多くを占めていた．特に，接合部周囲からの失血死は，イラク・アフガニスタンで生存しえる戦死者のうち19％[16]を占めていたことから，その改善は急務となり，さまざまなデバイスが注目されるようになった．接合部は四肢用ターニケットが構造上使用できないうえに，血管がより太く血圧も高いため，通常の圧迫止血では制御困難なことも少なくない．この解決策である接合部ターニケットは，準備するまでの時間がかかるうえ，その使用法に習熟している必要があるため，米軍においては衛生要員以上が使用するよう推奨されている．止血剤はきわめて有効である．本項では，TCCC委員会が推奨する止血剤包帯について述べる．

### 2）止血剤の種類と特徴

現在，止血剤は，さまざまな形状および作用機序のものが流通している．市販された当初は粉末状のものが主流であったが，止血剤が必要とされる屋外環境での使用において風などの影響を受けやすく使用条件に制約を受けることから，現在はガーゼタイプのものが主流となっている．作用機序は，大きく3つに分類[16]され，①ファクターコンセントレーター：水分を吸収するなどの作用で，血液を

**表4** 各止血剤の作用機序と特徴

| 名　称 | Combat Gauze® | Celox™ Gauze | Chito Gauze® | XSTAT® |
|---|---|---|---|---|
| 製品イメージ | | | | |
| 作用機序 | 鉱物由来のカオリンが，第XII凝固因子を活性化 | キトサン由来の成分で血餅化 | キトサン由来の成分で血餅化 | キトサンコーティングされた高圧縮スポンジが，15倍に膨張し圧迫 |
| 圧迫止血の必要性 | あり（最低3分間） | あり（最低3分間） | あり（最低3分間） | なし |
| 凝固異常時の効果 | 有効 | 有効 | 有効 | 有効 |
| 連続使用時間 | 24時間 | 7日間 | 48時間 | 4時間 |

濃縮し凝血を促すもの，②プロコアグラント：凝固カスケードを活性化するもの，③粘膜付着性成分：有効成分が血球などと結合し，粘着性のある血餅様の塊を形成するもの，である．各製品は複数の作用機序で止血効果を発揮するよう設計されており，たとえばTCCC委員会が第一選択として推奨するCombat Gauze®は，ガーゼ自体が，ファクターコンセントレーターであるうえに，有効成分のカオリンが凝固因子を活性化するプロコアグラントである[15]．各止血剤の作用機序や特徴は表4にまとめる．

### 3）止血剤包帯（Combat Gauze®，Celox™ Gauze，Chito Gauze®）の基本的使用方法

止血剤包帯は，圧迫可能な大出血に対して適用できるガーゼ状の止血補助材料である．基本的な使用方法は，通常の直接圧迫止血や，ガーゼパッキングと同様である．重要なのは，出血源，すなわち血管などの損傷部位に止血剤そのものが直接触れることができるよう使用すること，および少なくとも3分間の強い圧迫を加えることである（図8）．

### 4）XSTAT®

基本的使用方法はガーゼ状の止血剤と同様であるが，シリンジ状のアプリケーターを用いて使用する点が特徴である．銃創の射入口のような，狭く（細く）深い管状の損傷に最適である．血液などを吸収し約12〜15倍に膨張する高圧縮スポンジにより，狭い損傷の奥に隠れるように存在する出血源に対し，強い圧迫を加えることが可能である．そのため，ほかのガーゼでは必須となっている使用後の圧迫止血が任意となっている点が特徴[17]である．

### 5）記録，継続的な再評価，低体温防止

止血が完了したならば，使用した止血剤包帯の種類，数，部位，時刻などを定められた様式で記録する．止血剤包帯は，製品ごとに連続使用の制限時間が異なり，その後の治療に影響を及ぼすため，製品名を記録することは重要である．各国の衛生兵などは，使用した止血剤包帯のパッケージをテープなどで使用した部位に貼り付けることがある．この要領は視認性に優れ，何をどこに使用したのか，瞬時に知ることができ，有用である．また，ひとたび止血剤包帯により出血が制御できたとしても，再評価を怠ってはならない．再出血を見逃さないよう，再評価を繰り返すことを強く推奨する．加えて，低体温防止の処置は，大出血があるすべての患者に対し必須の処置である．

## XI．接合部ターニケット

四肢用ターニケットが米軍内で広く使われるようになって以降，接合部からの失血死は，圧迫可能な出血による死因のなかで，最多となっている．イラク・アフガニスタンにおける戦闘では，即席爆発装置（improvised explosive device：IED）が，片側または両側の下肢高位離断と骨盤骨折の併発を高

## STEP1：出血源を特定する

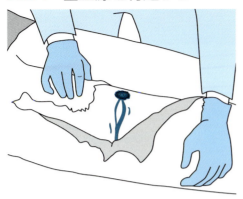

出血源である損傷した血管などを確認する．この際，可能であれば出血部位を開き，損傷血管を目視または指などで確認する

## STEP2：出血源に止血剤包帯が直接当たるように詰め込む

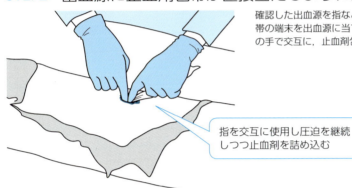

確認した出血源を指などで直接圧迫しつつ，止血剤包帯の端末を出血源に当て，圧迫を中断しないよう左右の手で交互に，止血剤包帯をすべて詰め込む

指を交互に使用し圧迫を継続しつつ止血剤を詰め込む

## STEP3：最低3分以上圧迫する

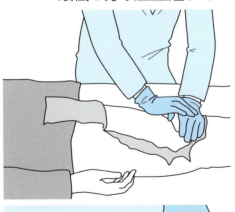

止血剤包帯をすべて詰め込んだら，最低3分間，直接圧迫を加える．その後，止血効果を評価し，止血できていれば，上からさらに圧迫包帯を実施して，圧迫を継続する

### 止血効果が不十分な場合

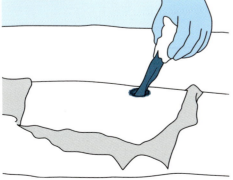

使用した止血剤包帯をまず除去し，新品の同製品，または異なる作用機序の止血剤包帯を，同様の手順で試みる．XSTAT® を使用した場合は，治療施設以外で除去してはならない．XSTAT® を使用して効果が不十分な場合は，追加の XSTAT® を使用するか，ほかの止血剤包帯，またはガーゼなどを使用すること

図8 止血剤包帯の基本的使用手順

**表5** 各種接合部ターニケットの適応と特徴

| 名　称 | SAM® Junctional Tourniquet | JETT™ Junctional Emergency Treatment Tool | CRoC® Combat Ready Clamp | AAJT™ (Abdominal Aortic & Junctional Tourniquet) |
|---|---|---|---|---|
| 製品イメージ | | | | |
| 適応部位 | 鼠径，腋窩 | 鼠径 | 鼠径，腋窩，下腹部，頸部 | 鼠径，腋窩，下腹部 |
| 連続使用時間の制限 | 4時間 | 4時間 | 4時間 | 4時間（下腹部使用の場合1時間） |
| FDA認証番号 | K123694; K131561 | K123194 | K102025; K130482 | K112384 |
| TCCC委員会推奨 | あり | あり | あり | なし |
| 基本的構造 | ベルト固定，バルーン方式 | ベルト固定，ネジ式 | 金属フレームとネジ式 | ベルト固定バルーン方式 |
| 禁　忌 | なし | なし | なし | 妊婦，腹部大動脈瘤 |
| 重　量 | 499 g | 651 g | 799 g | 572 g |
| メーカー | SAM Medical Products | North American Rescue | Combat Medical Systems | Compression Works |
| 骨盤固定具としての機能 | ◎（FDA認証） | ○ | × | × |

頻度に引き起こし，出血制御が困難な事例として問題となった．しかし，接合部からの出血は圧迫可能な出血であり，それは適切なデバイスを適切なタイミングで使用できさえすれば，病院前環境であっても制御できる可能性があることを意味する．接合部ターニケットは各社から特徴的なデバイスが販売されているが，米軍内での使用実績も少ないため，大規模な統計によるデータは存在しない[18]．特徴を十分に理解したうえで，その操作に習熟し，携行することを推奨する．

### 1) 接合部ターニケットの適応と各デバイスの違い

　おもな適応は，四肢用ターニケットの使用には適さない四肢の高位離断などによる鼠径または腋窩周囲からの大出血である．本項で紹介する4つのデバイスは，共通して鼠径部への適用が可能である一方，腋窩への使用が可能なもの，鼠径部より高位となる下腹部（腹部大動脈を遮断）への使用が可能なもの，頸部への適用が可能なものも存在する[18]．SAM®は骨盤固定具と同様の設計であるため，救急医療従事者には非常に馴染みのある構造であるうえに，骨盤固定具としても機能するため，骨盤骨折を併発している場合は，特に有用である．JETT™は鼠径部に限定した適応である一方，非常にシンプルな構造と使いやすさが特徴である．CRoC®は適応の幅が最も広く，使用上の柔軟性が高い．AAJT™は，骨盤腔内の出血制御に対し適応があるうえ，動物実験だけでなく，人体での使用でも効果と安全性が確認されており，いくつかの救命症例も報告されている一方，禁忌も存在する．おもな特徴や適応の違いを表5にまとめる．

## XII. 圧迫包帯（圧迫止血）

　圧迫包帯は，文字どおり，圧迫止血を目的とした包帯法を指す．圧迫包帯の技術自体は何ら特別なものではなく，医療従事者であれば基本の「き」として習熟していることであろう．しかし，事態対処医療においては，日頃病院内で包帯を巻くのとは訳が違う．さまざまな損傷に適した要領に習熟していなければならないうえ，暗さや環境ストレスを受けながら実施しなければならないからである．本項では野外での使用に適した代表的な救急包帯を2つ紹介する．基本的には包帯材であるため，こうでなくてはならない，という要領は存在しない．何のために処置を行うのかといった目的を明確に

## 基本的使用法

STEP1：包帯を開封し，ガーゼ部分を創部に当てる

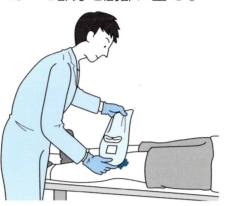

STEP2：包帯をプレッシャーバーに通して折り返す

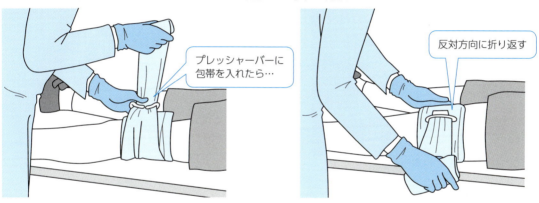

プレッシャーバーに包帯を入れたら…

反対方向に折り返す

STEP3：包帯部分をすべて巻きつけ，固定用バーで留める

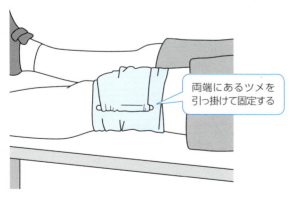

両端にあるツメを引っ掛けて固定する

※腕への使用例

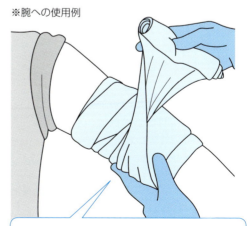

圧迫包帯としての使用例．このように巻きつけながら，圧迫を強めたい部分を捻りながら強く巻きつけることで，より強固な圧迫が加えられる

図9　Emergency Bandage の使用法

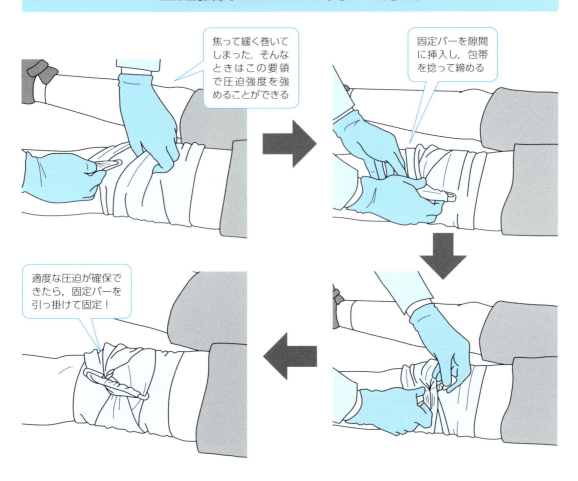

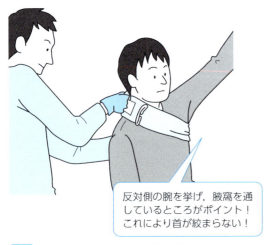

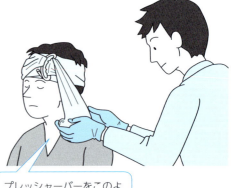

図9 Emergency Bandageの使用法（続き）

## 負傷者みずから片手で包帯を巻く方法

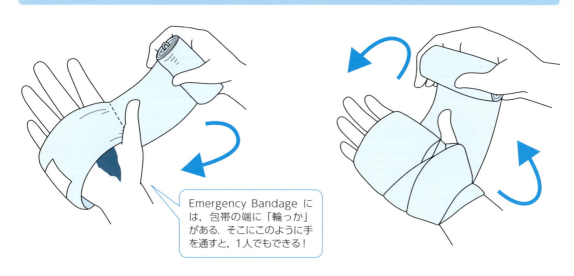

Emergency Bandageには，包帯の端に「輪っか」がある．そこにこのように手を通すと，1人でもできる！

## 離断肢の断端に巻く方法

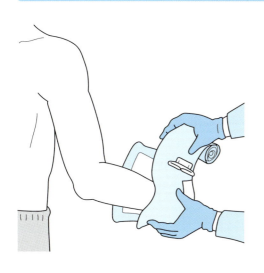

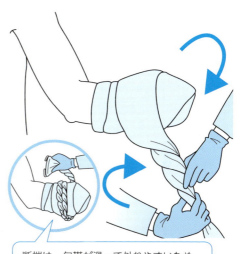

断端は，包帯が滑って外れやすいため，このように包帯を捻って摩擦力と圧力を高めることで，より強固に固定できる！

図9 Emergency Bandageの使用法（続き）

したうえで，実際的な練成ができるよう，各包帯の特徴や使用法について十分に理解し，損傷や環境にあわせて取り扱えるように習熟してもらいたい．

### 1) イスラエル包帯（Emergency Bandage）

Emergency Bandageは，イスラエルにて開発された救急包帯の名称である．米軍や自衛隊を始め，世界各国で広くその有用性が認められ普及している．特徴は滅菌された非粘着パッドと伸縮包帯に，ビルトインのプレッシャーバーと固定用バーが取り付けられているところである．この特徴的な構造により，身体のさまざまな部位に効果的に圧迫を加えられる[19]うえ，負傷者自身で片手でもさまざまな使用が可能なように工夫されている．パッドサイズや形状で複数のバリエーションが存在する．基本的な使用法は図9のとおり．

## 2）Emergency Trauma Dressings（ETD）

ETD も，米軍で広く使用されている野外用包帯の1つである．暗闇などでの操作性向上のため，マジックテープを駆使したクイックグリップという滑り止め機能をもつ．基本的な使用法はエマージェンシーバンデージと同様である．

## XIII．止血に関する米国における潮流の紹介

### 1）ハートフォードコンセンサス（Hartford Consensus）[20]

コネチカット州のとある小学校で2012年12月，アクティブシューター（銃による無差別殺人犯）事件が発生した．数か月後，意図的な大量虐殺とアクティブシューター事件からの生存率を高める国家政策を策定する合同委員会が開催され，連邦政府，国家安全保障理事会，米軍，連邦捜査局，政府および非政府救急医機関の代表者による協力のもと，米国外科医学会（American College of Surgeons：ACS）によって議定書が承認された．この委員会は，外傷外科医 Lenworth M. Jacobs, Jr.（MD，MPH，FACS）による指導およびリーダーシップのもと，ハートフォード病院学術院副学長，コネチカット大学医学部教授らで構成され，意図的な大量虐殺事件などからの生存率を向上させる国家政策のための議定書を作成すべく開催された．同委員会の勧告はハートフォードコンセンサスとよばれ，積極的なターニケットや止血剤などの利用を含め，米軍が発展させ生存率の劇的な改善をもたらした戦術的戦傷救護（tactical combat casualty care：TCCC）の概念を民間に適用し，脅威への対応，止血の重要性と有用性などについて特に強調する勧告である．

### 2）STOP THE BLEED キャンペーン

米国ホワイトハウスが発表したキャンペーンで，米国一般市民が，バイスタンダーとしてターニケットや止血剤包帯，ガーゼなどを用いて適切な止血が実施できるよう啓発するもの[21]である．自家用車やガレージ，キッチンなど身近な場所に出血制御キットを備え付けることも推奨している．"BLEEDING CONTROL.ORG" という専用ウェブサイトが開設されており，動画や写真により市民にわかりやすく止血法を紹介している．また誰でも，必要なときに出血制御を行えるように資源を配置するため，空港，駅，学校などの人が集まる公共場所に，AEDと同じように出血制御キットを設置することを強く推奨しており，地域によってはすでに，AEDのすぐ横に出血制御キットを並べて設置している場所もある[22]．

## XIV．日本国内における病院前出血制御の現状

わが国では，今日も，四肢用ターニケットの使用について，一部ではその安全性や有効性に対し懐疑的な意見が存在するように思える．戦前には広く教えられていた緊縛止血法も，一般市民の救急法指導の項目からはいまだ除外，あるいは最終手段として教えられていることがある．わが国では，統計上は鈍的外傷が多いものの，大出血に生命を脅かされるリスクは十分に存在する．救急医療従事者だけでなく，警察や消防関係者，大規模マラソン大会などの救護ボランティアスタッフなどが出血制御の知識技術を身につけることはきわめて重要である．

### おわりに

テロの脅威は，中東・北アフリカにとどまらず，グローバルに拡散している．バングラデシュにおけるダッカ襲撃テロ事件において邦人が犠牲になったことなどを踏まえれば[23]，日本国内においても，今ここに世界のエビデンスを示してその脅威に立ち向かう姿勢が必要とされている．事態対処医療の緊迫した現場において，ターニケットが最終手段ではないことは明白であり，今や出血制御デバイスはターニケットにとどまらない．本項で紹介した各デバイスを適切なタイミングで正しく使用することにより，防ぎえる死を発生させないよう訓練を積み重ねていくことが重要である．本項がその一助となれば幸いである．

## 文　献

1) 森　公慶, 他：四肢止血帯 Combat Application Tourniquet®の参考. 防衛衛生 2016；63 supl：1-11.

2) Butler FK, et al.（eds）：Prehospital Trauma Life Support Military. 7th ed, Jones & Bartlett Learning, 2010.

3) Kotwal RS, et al.：Eliminating preventable death on the battlefield. Arch Surg 2011；146：1350-1358.

4) Butler FK Jr, et al.：Tactical combat casualty care in special operations. Mil Med 1996；161：S3-S16.

5) Blackbourne LH, et al.：Military medical revolution:prehospital combat casualty care. J Trauma Acute Care Surg 2012；73：S372-S377.

6) Eastridge BJ, et al.：Death on the battlefield（2001-2011）: implications for the future of combat casualty care. J Trauma Acute Care Surg 2012；73：S431-S437.

7) Shackelford SA, et al.：Optimizing the use of Limb Tourniquets in Tactical Combat Casualty Care: TCCC Guidelines Change 14-02. J Spec Oper Med 2015；15：17-31.

8) Kragh JF Jr, et al.：Practical use of emergency tourniquets to stop bleeding in major limb trauma. J Trauma 2008；64：S38-49.

9) CoTCCC：CoTCCC RECOMMENDED DEVICES & ADJUNCTS. http://cotccc.com/wp-content/uploads/CoTCCC_Recommended_Devices_and_Adjuncts_01_DEC_2016.pdf

10) Kragh JF Jr, et al.：Short Report Comparing Generation 6 Versus Prototype Generation 7 Combat Application Tourniquet® in a Manikin Hemorrhage Model. J Spec Oper Med 2016；16：14-17.

11) Kragh JF Jr, et al.：Battle casualty survival with emergency tourniquet use to stop limb bleeding. J Emerg Med 2011；41：590-597.

12) O'Conor DK, et al.：Cat on a Hot Tin Roof: Mechanical Testing of Models of Tourniquets After Environmental Exposure. J Spec Oper Med 2017；17：27-35.

13) North American Rescue：CAT Gen7 Instructions for Use.

14) NAEMT：Tourniquet and Hemostatic Gauze Training. http://www.naemt.org/docs/default-source/education-documents/tccc/tccc---tourniquets-and-hemostatic-dressings.pptx?sfvrsn=2

15) Bennett BL, et al.：Management of External Hemorrhage in Tactical Combat Casualty Care: Chitosan-Based Hemostatic Gauze Dressings—TCCC Guidelines-Change 13-05. J Spec Oper Med 2014；14：40-57.

16) Granville-Chapman J, et al.：Pre-hospital haemostatic dressings: a systematic review. Injury 2011；42：447-459.

17) Sims K, et al.：Management of External Hemorrhage in Tactical Combat Casualty Care: The Adjunctive Use of XStatTM Compressed Hemostatic Sponges: TCCC Guidelines Change 15-03. J Spec Oper Med 2016；16：19-28.

18) Kotwal RS, et al.：Junctional Hemorrhage Control for Tactical Combat Casualty Care. Wilderness Environ Med 2017；28：S33-38.

19) Shipman N, et al.：Pressure Applied by the Emergency/Israeli Bandage. Mil Med 2009；174：86-92.

20) Joint Committee to Create a National Policy to Enhance Survivability From Mass Casualty Shooting Events：Improving Survival from Active Shooter Events:The Hartford Consensus. Hartford, CT, 2013.

21) The White House：FACT SHEET: Bystander:"Stop the Bleed" Broad Private Sector Support for Effort to Save Lives and Build Resilience. The White House Office of the Press Secretary, 2015.

22) Harvard Univercity：Public Access Bleeding Control: An Implementation Strategy. https://cdn2.sph.harvard.edu/wp-content/uploads/sites/8/2015/10/Team-You-Can-Act-Team-Report.pdf

23) 防衛省・自衛隊：平成29年度版防衛白書. 2017；68-69.

・資料提供 North American Rescue社／藤井防災エネルギー株式会社（図2, 表4）

（秋冨慎司・森　公慶）

◆各論　A．事態対処時におけるスキル

# 3 気道確保

## Check Point

❶ 気道緊急は短時間で死亡に至る致死的な病態である．
❷ 身体を観察して短時間で気道を評価し，非侵襲的な方法から，器具を使用した方法までそれぞれの特性に応じて気道確保を行う．
❸ 必要最低限の処置を最短の時間で行い，厳重に観察しながら病院へ搬送する．

## Ⅰ．事態対処医療と気道

### ① 概　要

　気道緊急は致死的な病態である．口腔や鼻腔内の大量出血や，気道を形成する顔面，頸部の解剖学的な損傷によって，気道閉塞に陥れば，数分で死に至る．戦場での統計では，防ぎえる死（preventable death）の要因として気道によるものは，出血に次いで2番目に多く（図1）[1]，気道緊急は重要な問題である．顔面の銃創，爆傷の死亡率は高い[2]．銃創で死亡した米国の警察官の死因の分析では，気道外傷は0.9％とまれであり，致命的になることは少ないという[3]．しかし，爆傷では顔面や頸部などの高度な損傷により気道が脅かされる頻度が高い（図2）[4]．このような損傷形態は，市中で発生する交通事故などの一般的な鈍的外傷患者とは大きく異なる．事態対処医療では，平時と異なった気道の評価の方法，アプローチ，考え方が求められる．

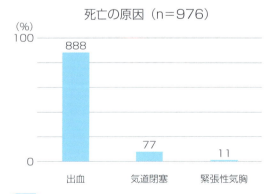

図1　戦場における死亡の原因（2001〜2011年）
〔Eastridge BJ, et al.：Death on the battlefield（2001-2011）: implications for the future of combat casualty care. J Trauma Acute Care Surg 2012；73：S431-437．より改変〕

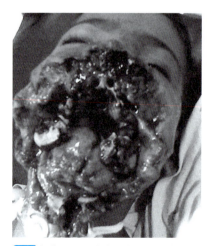

図2　爆傷による高度な顔面の損傷
〔Kumar V, et al.：Blast injury face: An exemplified review of management. Natl J Maxillofac Surg 2013；4：33-39．〕

## ② 診断・評価

　気道は，生命維持に必要な酸素を体内に取り込むための入り口である．気道が脅かされれば，適切な呼吸による換気と酸素化が障害され，全身の臓器への酸素供給が枯渇し，数分で死に至る．気道の異常による死亡を回避するためには，気道の異常をより早期に認知することが重要である．気道の異常は，見て，聞いて，感じるといった身体の観察によって評価する．

### 1) 見　る

　口腔内，鼻腔内の大量出血，図2[4]のようなあきらかな顔面，頸部の損傷は気道の異常を示唆する．無反応，無呼吸の場合も気道は閉塞していると考える．気道が開通していれば，正常な換気によって胸郭の挙上が認められる．

### 2) 聞　く

　正常な発声ができていれば，気道が開通している徴候である．一方で，正常な声が出ない場合，異常な音(嗄声，笛音，いびき音，含嗽の音など)がないか注意して聴取する．

### 3) 感じる

　呼吸苦，頻呼吸は最もよく認める症状である．冷汗，皮膚の湿潤，呼吸補助筋を使った努力様呼吸を伴えば緊急度が高い．気道閉塞によって意識レベルが低下してくれば，数十秒後には心停止する可能性が高い．

## ③ 手技・スキル

　病院前，特に事態対処という危険を伴う現場における医療活動では，時間，医療資源，安全面で大きな制約を受ける．気道が脅かされた負傷者を，病院まで搬送する間，その命をつなぐためには，適切な気道管理が必要となる．

　気道確保の方法は複数ある．事態対処医療では最も確実に気道を確保することは必要でないばかりか，無駄な時間と労力を費やし，時に害と危険を救護者と負傷者の双方に及ぼす．気道を開通させることの優先順位は，①酸素化，②換気，③確実な気道確保である．事態対処医療においては，最も短い時間で，必要最低限の処置によって，生命維持のために必要な最低限の気道を確保する．そのために求められる気道確保の方法は，患者の状態，場面によって異なる．それぞれの方法の利点と特性，そして欠点をよく理解して使い分けなければならない．また，職種や医療資格の種類によって可能な手技は異なる．基本的な方針は，まずは非侵襲的で簡便な方法から試み，次に侵襲的で器具を要する方法へと順に移行する．

### 1) 非侵襲的な気道確保

#### a) 気道を開通させる体位

　最も非侵襲的で簡便な方法だが，誰にでも安全に実施することができ，すべてのファーストレスポンダーが習得すべき知識である．一般的な応急処置として普及している回復体位(図3)は，嘔吐の予防にも有効である．上側の上下肢を屈曲させ，側臥位にする．

　意識がある場合は，負傷者が安楽に感じる体位が気道を開通させる姿勢である．顔面や頸部の外傷からの出血が気道を障害している場合は，三脚姿勢とよばれる前傾姿勢になることで口腔内への血液の垂れ込みを防ぐことができる(図4)．顔面や口腔内からの出血を認める患者がこのような姿勢をとって気道を維持していた場合，不用意に仰臥位にしてはならない．血液が気管へと垂れ込み，気道が閉塞してしまう可能性がある．

#### b) 用手的気道確保

　姿勢，体位の変換によって気道の開通が得られない場合，器具を用いた気道確保を試みる前に，より短時間で簡便な用手的方法による気道確保を試みるべきである．

心肺蘇生法では，頭部後屈顎先挙上法(図5)が普及している．一方，頸椎損傷の可能性がある外傷患者では，頭部後屈顎先挙上法は，頸椎の伸展を伴うため，頸椎外傷を悪化させる可能性がある．頸椎を保護しながら用手的に気道確保する方法として，下顎挙上法(図6)がある．

## 2) 侵襲的な気道確保の方法

### a) 経鼻エアウェイ(図7)

短時間で簡便に気道確保が可能であり，器具を用いた気道確保として病院，救急車などで頻用されている．まだ危険が伴うような場所における器具が必要な気道確保，応急処置の第一選択として米国の戦術的戦傷救護(TCCC)でも使用が推奨されている[5, 6]．非侵襲的な気道確保で気道が開通しないときに，まず使用を考慮すべき気道確保の方法である．

適切なサイズの選択が重要だが，患者の小指の太さと同じくらいのサイズが簡単な目安になる．鼻孔への挿入に疼痛は伴うが，侵襲は少なく鎮痛は不要かもしれない．潤滑ゼリーを塗り，鼻出血に注意してやさしく挿入する．挿入時に抵抗がある場合は，抜去する．意識がある患者でも忍容性があり，逸脱しづらく長時間の留置も可能である．顔面外傷でも安全に使用が可能だったとの報告があるが，前頭蓋底骨折，髄液漏が疑われる場合には原則として禁忌である．

### b) 声門上器具

いくつかの種類の器具があり，それぞれ特徴を有する．日本の救急救命士の間では，心肺停止症例に対して食道閉鎖式エアウェイがよく使用されている．いずれも盲目的に食道に挿入するだけで，操作は簡単である．ラリンジアルマスクが有名だが，病院，特に手術室ではi-gel®の使用が増えている

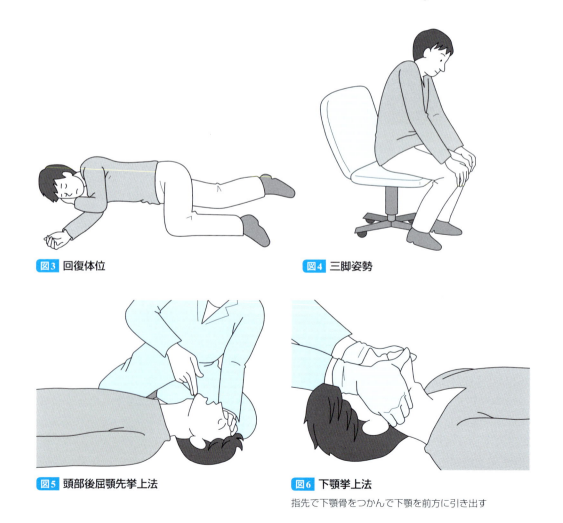

図3 回復体位

図4 三脚姿勢

図5 頭部後屈顎先挙上法

図6 下顎挙上法
指先で下顎骨をつかんで下顎を前方に引き出す

(図8).暗い環境,初心者でも i-gel® はラリンジアルマスクより簡単で,成功率が高いという報告もある[7].経口気管挿管が困難な場合や,換気に失敗した際の一時的な気道確保手段としても,ガイドラインで使用が奨められている[8].完全に誤嚥を予防できるわけではなく,嘔吐を誘発するため,意識がある患者や,無鎮静,無鎮痛では使用しづらい.適切な挿入にはトレーニングが必要であり,適切な換気が得られている確認として呼気中の二酸化炭素濃度(end-tidal $CO_2$:$EtCO_2$)をモニタリングすることが病院前でも推奨されている[9].

#### c)気管挿管

最も一般的で確実な気道確保の手法である.戦場での報告では,病院前で実施された気道確保の約 85 % を占める[10].しかし,気道外傷,口腔内の出血は,手技の難易度を上げるため,戦場での経口気管挿管の初回成功率は約 50 % という[11].合併症としての嘔吐,誤嚥,片肺挿管,食道挿管には注意を要する.現在の日本の法律では,心肺停止患者以外への気管挿管は医師にのみ認められており,鎮痛,鎮静薬の投与を要する.そのほかの方法として自発呼吸下では盲目的経鼻挿管や,喉頭鏡を用いない用手経口気管挿管[12]などがある(図9,10).気管挿管は,その手技の実施に時間,資器材,ある程度の広さのある空間を要するため,危険のある場所では行わず,確実に安全が担保されてから実施する.近年では,ビデオ喉頭鏡を使用することも多いが,口腔内の出血によって視野が確保できないことがある.

#### d)外科的気道確保(輪状甲状靱帯切開)

気道確保の最終手段である.適応は,口腔内の出血や,顔面外傷,気道閉塞などに対して高度な気道確保が緊急で必要な状況下で,経口気管挿管が困難である場合や,ほかの手段によって気道確保が困難であるとき,超緊急でほかの気道確保の手段を講じる時間がないときなどに適応となる.高度な

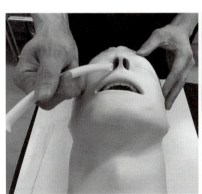 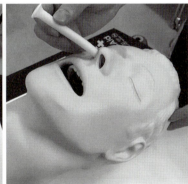 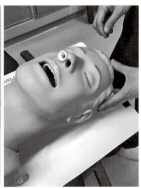

図7 経鼻エアウェイ

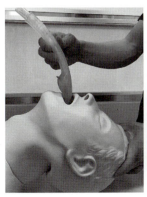 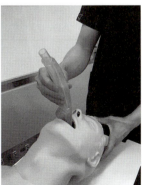 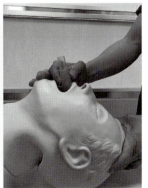

図8 i-gel®

顔面の損傷や，多量の口腔内出血であっても，短時間で確実に気道確保できる．事態対処医療，病院前における気道緊急は，数秒の予断も許さず，少しでも処置が遅れれば高確率で死に至る．気道緊急に際して，時間の猶予もなく，人的，物的な資源も乏しい環境においては，迅速な気道確保として外科的気道確保の有用性は不動である．医師，特にトレーニングを積んだ者しかできないが，事態対処医療にかかわるすべての人はその存在を知っておくべき手技である．

手技の方法は実施する環境や器械によってさまざまある．局所麻酔と軽い鎮静を行えば，覚醒下でも実施可能である[13]．戦場の報告では，病院前の気道確保の7.5 %を占め[10]，成功率は68〜93 %程度である[10, 14, 15]．合併症が21 %に発生し，出血と片肺挿管がおもに報告されている[14]．

手技の実際を図11に示す．切開前に正確な位置の同定が重要である（図12, 13）．正中をしっかりと把持して，喉頭から尾側へ甲状軟骨，輪状軟骨の順に探っていく．輪状軟骨は非常に硬く，わかりやすいので目印になる．輪状軟骨を同定したら，その頭側に示指で輪状甲状靱帯を触れることができる．日本の「外傷初期診療ガイドラインJATEC」において皮膚は横切開が推奨されているが，米国のTEMS（事態対処医療）では，縦切開を推奨している[6, 16]．縦切開では，皮下での輪状甲状靱帯の同定がしやすく，皮膚切開の追加が簡単で出血が少ない．病院前での実施を前提としているため，暗く視界が不良，位置の同定が困難でも縦切開は手技の難易度が低い．輪状軟骨を同定したら，すぐに甲状軟骨から輪状軟骨に向けて2〜3 cmの長めの皮膚切開を加える．皮下を指で探り，輪状甲状靱帯を同定したら，その頭側の靱帯をメスで横切開する[17]．挿入する気管チューブは細径の6 mmのものが推奨されており，挿入時はスタイレットの使用が望ましい．小さな切開口からチューブを確実に挿入することが重要となるので，ブジーをガイドにする方法（図14），専用の鈎（tracheal hook）で釣り上げる方法[18]などがある．チューブは深く入れると容易に片肺挿管になるため，気管チューブのカフ上の黒い線が皮下に入るくらいにとどめておく（図15）．Cric-Key™は輪状甲状靱帯切開のための専用キット[19]であり（図16），特殊なメス，鈎，チューブがセットになっている．各国の軍隊で採用されTCCCでも使用が推奨されている[6]．日本では未採用である．

緊急処置に備えて，外科的気道確保も含めた気道管理物品をセットにして携行しておくとよい．

## II．気道確保の戦略

通常の外傷診療では生理学的徴候に基づいて気道（A），呼吸（B），循環（C）の順番で評価をすることが推奨されている．しかし，現場の安全が確保されていない，まだ脅威が存在する状況下での気道確保は必須ではない．前述のとおり，気道確保には器具の準備，操作などに要するある程度の時間，広さをもつ空間が必要になる．危険な場所からいち早く退避，脱出し，気道確保を含めた適切な応急

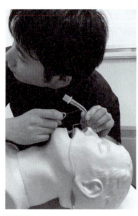

図9 盲目的経鼻気管挿管

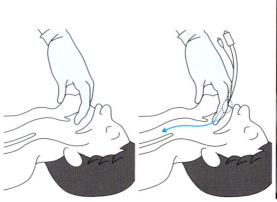

図10 用手的気管挿管

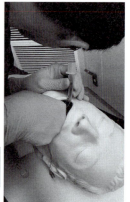

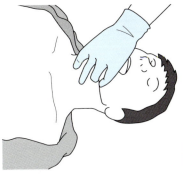
①示指で輪状甲状靱帯の位置を固定する

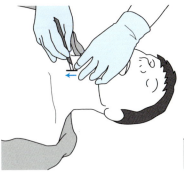
②甲状軟骨から輪状軟骨まで約2cm縦切開する

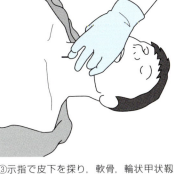
③示指で皮下を探り，軟骨，輪状甲状靱帯，気管を触れる

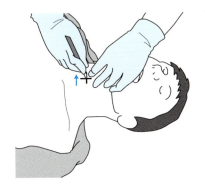
④輪状甲状靱帯を約1cm横切開する

**図11** 輪状甲状靱帯切開の実際

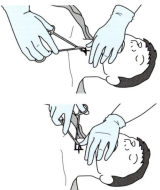
⑤切開部をペアンでしっかりと拡張する

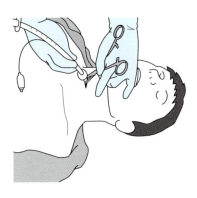
⑥ペアンを持ち替え，拡張された切開部に気管チューブを挿入する

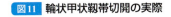

甲状軟骨
輪状甲状靱帯
輪状軟骨

**図12** 輪状甲状靱帯

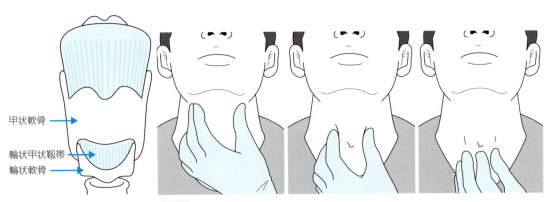

**図13** 輪状甲状靱帯の正確な位置の同定が重要

顎部から甲状軟骨を触れながら下へ探っていき，硬い輪状軟骨を示指で探す．輪状甲状靱帯は輪状軟骨の上にわずかなくぼみのように触れることができる

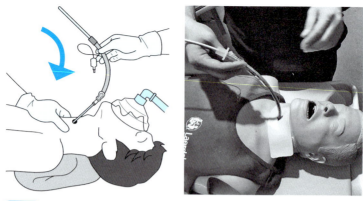

**図14** ブジーによる輪状甲状靱帯切開

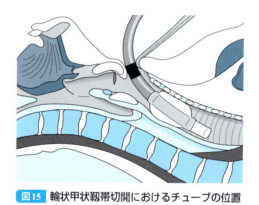

**図15** 輪状甲状靱帯切開におけるチューブの位置

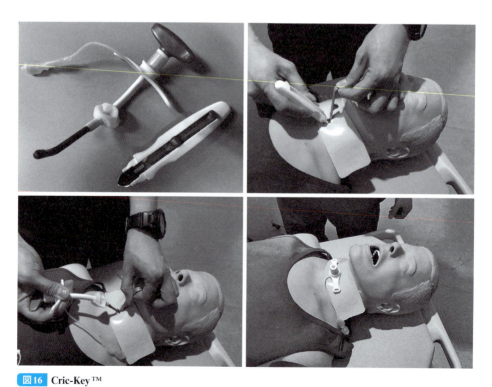

**図16** Cric-Key™
専用のメスで切開したあとに，フックを分離して創部を拡張し，専用のチューブを挿入する

処置ができる場所へ移動することが，気道緊急から患者を救うことにつながる．一方で，応急処置として気道確保を行う場合には，時間と医療資源による制約を受ける．確実な気道確保にはこだわる必要はない．現場で気管挿管を試みることは，必ずしも最善とは限らない．時には，救急車内での外科的気道確保が第一選択にもなりうる．生命維持と安全な搬送に耐えうるだけの最低限の処置を，最短の時間で安全に行うことが求められる．

事態対処医療における気道管理の考え方を示す（図17）．危険が伴う場所，ホットゾーンでは，まず脅威の排除，大量出血の止血が優先される（総論A-2 ホットゾーン：脅威の排除と脱出を参照）．気道管理は省略して退避する．ウォームゾーンでは，時間と安全，医療資源に制約がある状況での気道管理となる．非侵襲的な方法で気道確保ができれば，さらなる観察に進むとともに，さらに後方へ退避する．この時点で，器具による気道確保が必要な場合は経鼻エアウェイを第一選択とする．しかし，経鼻エアウェイで気道確保が不十分な場合，それ以上の高度な気道確保が必要な場合は，そのまま退避するか，外科的気道確保を短時間で実施するかの判断が迫られる．声門上器具や経口気管挿管は，時間，空間，介助，薬剤の投与など各種の手間を要するため，これ以上の気道管理を試みる際

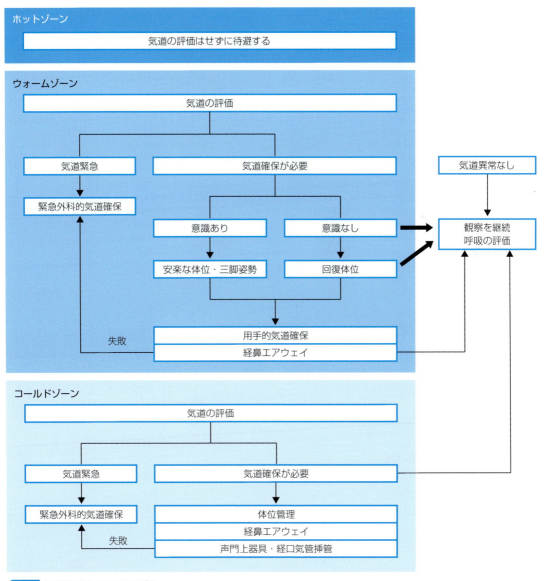

図17 気道管理のアルゴリズム

は，さらに安全が確保されているコールドゾーンへいち早く退避することが望ましい．

## おわりに

　気道確保後は，観察を継続する．搬送中も観察を怠ってはならない．一度，気道を確保しても時間とともに患者の容体が変わったり，移動や体位の変換でチューブや器具が逸脱したりすることがある．病院にたどり着くまで常に気道に注意を払って患者を観察し続けることが重要である．

### 文　献

1) Eastridge BJ, et al.：Death on the battlefield（2001–2011）: implications for the future of combat casualty care. J Trauma Acute Care Surg 2012；73：S431–437.
2) Shackford SR, et al.：Gunshot wounds and blast injuries to the face are associated with significant morbidity and mortality: results of an 11–year multi–institutional study of 720 patients. J Trauma Acute Care Surg 2014；76：347–352.
3) Fisher LA, et al.：Incidence of fatal airway obstruction in police officers feloniously killed in the line of duty: a 10–year retrospective analysis. Prehosp Disaster Med 2013；28：466–470.
4) Kumar V, et al.：Blast injury face: An exemplified review of management. Natl J Maxillofac Surg 2013；4：33–39.
5) Committee for Tactical Emergency Casualty Care：Tactical Emergency Casualty Care（TECC）Guidelines. C–TECC, 2015. http://www.c–tecc.org/images/content/TECC_Guidelines_–_JUNE_2015_update.pdf（Accessed on  November 08, 2017）
6) National Association of Emergency Medical Technicians：TCCC Guidelines for Medical Personnel. NAEMT, 2017.  https://www.naemt.org/docs/default–source/education–documents/tccc/072016–updates/tccc–guidelines–for–medical–personnel–170131.pdf?sfvrsn=8（Accessed on November 08, 2017）
7) Henlin T, et al.：Comparison of five 2nd–generation supraglottic airway devices for airway management performed by novice military operators. Biomed Res Int 2015；2015：201898.
8) Frerk C, et al.：Difficult Airway Society 2015 guidelines for management of unanticipated difficult intubation in adults. Br J Anaesth 2015；115：827–848.
9) Rehn M, et al.：Scandinavian SSAI clinical practice guideline on pre–hospital airway management. Acta Anaesthesiol Scand 2016；60：852–864.
10) Adams BD, et al.：Registry of emergency airways arriving at combat hospitals. J Trauma 2008；64：1548–1554.
11) Katzenell U, et al.：Prehospital intubation success rates among Israel Defense Forces providers: epidemiologic analysis and effect on doctrine. J Trauma Acute Care Surg 2013；75：S178–183.
12) Cashwell MJ, et al.：Digital intubation: the two–fingered solution to securing an airway. J Spec Oper Med 2013；13：42–44.
13) Mabry RL, et al.：Awake Cricothyrotomy: A Novel Approach to the Surgical Airway in the Tactical Setting. Wilderness Environ Med 2017；28：S61–S68.
14) Mabry RL, et al.：An analysis of battlefield cricothyrotomy in Iraq and Afghanistan. J Spec Oper Med 2012；12：17–23.
15) Barnard EB, et al.：Prehospital and en route cricothyrotomy performed in the combat setting: a prospective, multicenter, observational study. J Spec Oper Med 2014；14：35–39.
16) MacIntyre A, et al.：Three–step emergency cricothyroidotomy. Mil Med 2007；172：1228–1230.
17) Bennett BL, et al.：Cricothyroidotomy bottom–up training review: battlefield lessons learned. Mil Med 2011；176：1311–1319.
18) Melchiors J, et al.：Cricothyroidotomy – The emergency surgical airway. Head Neck 2016；38：1129–1131.
19) Levitan RM：The Cric–Key[TM] and Cric–Knife[TM]：a combined tube–introducer and scalpel–hook open cricothyrotomy system. J Spec Oper Med 2014；14：45–49.

（吉村有矢）

◆各論　A．事態対処時におけるスキル

# 4　胸腔穿刺

## Check Point

❶ 緊張性気胸の病態を理解し，身体所見からこれを診断できなければならない．
❷ 緊急脱気の手法とその後の管理について理解し実施できるようにする．
❸ 陽圧換気後に出現することがあり注意が必要である．

　胸腔穿刺の目的は，施行する病態によって異なる．胸腔内に貯留した液体を取り出してその性状を確かめるために行うこともあるが，ここで取り上げる胸腔穿刺は，事態対処（有事・テロ・災害）の際に行う応急治療の一環として行うものに対象を絞って解説する．

## Ⅰ．緊張性気胸

### 1　概　要

　ここで対象となる病態は，緊張性気胸のみとなる．緊張性気胸は，呼吸により肺へ取り入れた空気が，肺の損傷によってその損傷部位から胸腔内へ漏れ出ることで起こる．漏れ出た空気の量が大量になると，これにより肺が圧迫され肺が拡張できなくなり，また縦郭臓器とともに健側への移動を余儀なくされる（図1）．患側の肺のみならず，健側の肺も機能低下が起こり，その結果呼吸不全となる．また，胸腔内圧が非常に高くなるため心臓への静脈還流が不良となり，心拍出量が低下することによって，血圧が低下しショックとなる[1]．これを閉塞性ショックという．

### 2　診断・評価

　病院内で緊張性気胸を診断することは，それほどむずかしくはない．
　胸部の視診で①患側の胸の挙上と動きの悪さ，②呼吸数の増加を認め，③聴診で患側の呼吸音の消失，④触診で患側を中心とした皮下気腫，⑤打診で患側の鼓音を認める．⑥頸部の視診で頸静脈の怒張，⑦触診で患側を中心とした皮下気腫，⑧気管の健側への偏位を認める（表1）．
　またバイタルサインとして，①頻脈，②頻呼吸，③血圧低下，④$SpO_2$の低下，を認めるであろう．つまるところ緊張性気胸は，B（呼吸）とC（循環）の両方に異常が出現する病態なのである[1]．
　緊張性気胸は身体所見から診断し治療にかからなければならないといわれてから久しい．しかし，患者の状況が許せばX線写真を撮影することは否定されていない[2]．
　同じ緊張性気胸であっても，血圧低下が始まったばかりのものと，心臓が止まりかけている進行したものでは，当然身体所見の出現の度合いも違ってくることに注意が必要である．したがって，すべての身体所見が認められることはまれであり，総合的に診断することが重要となる．
　また，患者が出血を伴っている場合は，頸静脈怒張が認められないこともある．
　それでは，事態対処時に野外での救護活動を行っている環境で，緊張性気胸を病院内と同じように

表1 緊張性気胸の診断

|  | 胸 部 | 頸 部 |
|---|---|---|
| 視 診 | 患側の胸の挙上と動きの悪さ，呼吸数の増加 | 頸静脈の怒張 |
| 聴 診 | 患側の呼吸音の消失 | |
| 触 診 | 患側を中心とした皮下気腫 | 患側を中心とした皮下気腫，気管の健側への偏位 |
| 打 診 | 患側の鼓音 | |

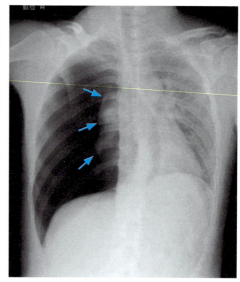

図1 右緊張性気胸のX線写真
右肺が収縮し（→），縦郭が左へ偏位している

診断できるであろうか？事態対処の現場では，平時とは異なり，十分に光が入らない状況や，混乱による騒音が妨げとなり，十分に視診や聴診が行えない可能性が高い．触診や打診も同様である[3]．夜間の戦闘行動中はライトも使用できないため，状況はもっと厳しくなる．

米軍では「胸部に外傷があり患者が呼吸できないと言っていれば，胸腔穿刺を行え！」と教えているところもあり，海外では「もし緊張性気胸でなかったとしても，胸腔穿刺を行うことで患者が死ぬことはない」という考えのもと，穿刺を行う場合もある．また，英国のガイドライン[4]でも「不安定な循環動態もしくは重篤な呼吸困難があれば，画像診断を待たずに胸腔穿刺を行え」とある．いずれも現時点では日本では受け入れられないし，受け入れてはならないと考える．

## 3 手技・スキル

### 1）胸腔穿刺の手技

胸腔穿刺の手技自体は，それほどむずかしくはない．16 G以上の太さの静脈内留置針を，第2もしくは第3肋間鎖骨中線から胸壁に垂直となるように穿刺すればよい．シミュレーション人形やウェットラボで訓練が可能である（図2）．また，防弾チョッキを装着していて同部位へのアプローチが困難な場合は，腋窩のトライアングルを穿刺する方法もある[5]（図3）．第4肋間前腋窩線における胸壁の厚さのほうが，第2肋間鎖骨中線のものよりも薄く，穿刺に成功しやすいとする文献も存在する[6]．トライアングルの先端（頭側）は，動静脈穿刺の危険があるため注意が必要である（図4）．

### 2）成否の判断

さて，手技が成功したか否かの判断は，どのようにすればよいのであろうか．戦術的戦傷救護（TCCC）には，「穿刺後に内筒を抜いたときに，シューという脱気音を確認する」とある．先に述べたように，騒々しい危険を伴う現場付近でこれを行える可能性は低いであろう．「JATEC」や「事態対処医療[7]」では，静脈内留置針に10 mLシリンジを装着して穿刺させている．これは，胸腔内圧が著明に上昇している胸腔内に針が届くとシリンジの内筒が動く原理を利用して，視覚的に手技の成功を確認できるように教えている（図2）．もちろん，手技を行ったことにより，自覚症状や身体所見が改善することを確認することが重要なことは論をまたない．

静脈内留置針として，米軍は80 mm以上のものを使用している．体格のよい米兵では，短いと胸

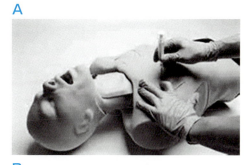
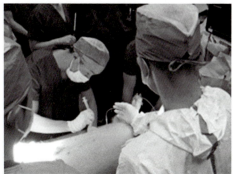

図2 シミュレーション人形(A)と生体豚に作成した緊張性気胸モデルへ胸腔穿刺を行う衛生科隊員(B)

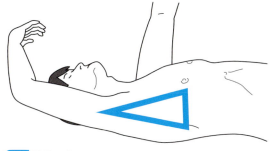

図3 腋窩三角

前縁は，大胸筋，後縁は広背筋，底辺は第6肋骨（乳頭から垂直に下した線でもよい）底辺付近の腋窩中線に近いところに穿刺する

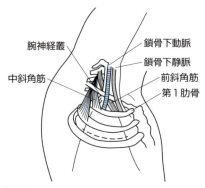

図4 腋窩三角の解剖

腔内へ針が到達しないとしている．では，自衛官の胸壁の厚さは，どれくらいあるのであろうか？自衛隊中央病院で胸部CT検査を受けた，20歳代から50歳代までの自衛官の胸壁厚を計測した．おおむね30 mm前後であった（2019年，防衛衛生学会発表予定）．また，穿刺部位から心臓などの縦郭までの距離は70 mm程度であった．つまりは，内筒が入ったままの静脈内留置針を根元まで胸に穿刺することは，合併症のリスクを高める可能性があり注意が必要と思われる．日本人を対象とした研究で，右第5肋間前腋窩線から肝臓までの距離が50 mm未満：17 %，さらに左第5肋間前腋窩線から心臓までの距離が50 mm未満25.5 %との報告がある[8]．しかし，一方で穿刺に慣れていない者が，胸壁に若干斜めに穿刺しても胸腔内に届くだけの留置針の長さが必要とも考える．穿刺針としては，先端の横にも穴が開いている透析用の留置針で14 G（50〜65 mm）程度の，日本人の体格にあった穿刺針の開発が望まれる．

## 4 処置後の対応

緊張性気胸に対する胸腔穿刺は，現場における応急処置である．死に至る状態をとりあえず解除できただけの話であり，患側肺は収縮したままの状態で，いわば開放性気胸の状態である．早期に，胸腔ドレーンを挿入して陰圧をかけて肺を膨張させる必要がある[9]．

つまり，胸腔穿刺をしたからといって後送を遅らせていいことにはならない．急いで後送しなければならない．可能ならば酸素投与を行い，また，図5に示すような水封状態（water seal）がつくれるとさらにいい．水封状態を作成するのが困難な場合は，一方向弁を装着するか，ゴム手袋の親指部分をカットして，図6のように簡易一方向弁となるように作成してもいい．

また穿刺した針の外筒は，胸腔ドレーンが挿入されるまでは抜去してはならない．抜去することにより，再び緊張性気胸となる可能性があるからである．

両側が同時に緊張性気胸となる可能性は非常に低いと思われるが，可能性としてはゼロではな

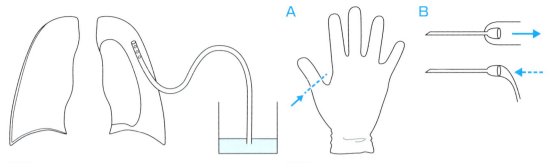

**図5 水封状態（water seal）の作成方法**
穿刺針の外筒に、エクステンションチューブの一端を接続し、反対側を水を入れた容器内の水中に漬ける。容器は何でもかまわないが、体幹より10cm程度低い場所に固定する

**図6 ゴム手袋による簡易一方向弁の作成**
手袋の親指部分をカット（A）し、袋状になった内側から穿刺針を外側へ通してから胸腔穿刺すると、一方向弁が簡易的に作成できる（B）

い[10,12]．胸腔穿刺が両側に必要となることもあるかもしれない．解剖を思い起こせば，理解できると思うが，右と左の肺は分かれており，気胸は別々に起こるのである．

## おわりに

緊張性気胸は直ちに対応しなければ死に至る病態であり，防ぎえる死を回避するためにも，身体所見から診断し適切に処置できなければならない．

### 文　献

1) 日本外傷学会，他（監）：緊急性気胸．外傷初期診療ガイドラインJATEC（改訂第5版）．へるす出版，2016：79．
2) 日本内科学会：緊張性気胸．内科救急診療指針2016．日本内科学会，2016：57．
3) National Association of Emergency Medical Technicians（NAEMT）：Tension pneumothorax. PHTLS: Prehospital Trauma Life Support. 6th ed, Mosby, 2006：281.
4) National Clinical Guideline Centre：Major Trauma: assessment and initial management. London: National Institute for Health and Care Excellence (NICE), 2016：22.
5) Leatherman ML, et al.：Relative device stability of anterior versus axillary needle decompression for tension pneumothorax during casualty movement: preliminary analysis of a human cadaver model. J Trauma Acute Care Surg 2017：83：S136-S141.
6) Chang SJ, et al.：Evaluation of 8.0-cm needle at the fourth anterior axillary line for needle chest decompression of tension pneumothorax. J Trauma Acute Care Surg 2014：76：1029-1034.
7) 事態対処医療研究会（監訳）：胸腔穿刺．事態対処医療Tactical Medicine Essentials．へるす出版，2015：229．
8) 葛西毅彦，他：日本人におけるCT画像を用いた第2肋間鎖骨中線，第5肋間前腋窩線での胸腔穿刺の有用性と安全性の検討．日本救急医学会雑誌2014：25：703-709．
9) 日本外傷学会（監）：緊張性気胸．外傷専門診療ガイドラインJETEC（改訂第5版）．へるす出版，2014：66．
10) 関 みなこ，他：急激に発症し治療に難渋した両側同時緊張性気胸の1例．日本呼吸器外科学会雑誌2003：17：128-132．
11) 藤原大樹，他：両側緊張性気胸による心肺停止の救命後に手術を行った1例．日本呼吸器外科学会雑誌2013：27：848-852．
12) Roberts DJ, et al.：Clinical presentation of patients with tension pneumothorax: A systemic review. Ann Surg 2015：261：1068-1078.

（竹島茂人）

---

### Column ◆ 陽圧換気後に注意

呼吸状態の悪い患者にポケットマスクやバックバルブマスク，さらには人工呼吸器を用いて陽圧換気した際には，注意が必要である．小さな肺損傷があり気胸の状態であったものが，陽圧換気を行うことにより肺から胸腔への空気漏れが大量となり，緊張性気胸に進展してしまうことがある．陽圧換気施行時には，胸壁の動きをはじめとした身体所見に注意するとともに，気道内圧の上昇（陽圧換気時の抵抗感）に注意する必要がある[12]．

◆各論　A．事態対処時におけるスキル

# 5 骨髄輸液

**Check Point**

❶ 簡便なプロセス，初回成功率の高さは事態対処医療において有効である．
❷ 深刻な合併症の発生率は1％未満である．
❸ 穿刺部位の理解，デバイスの習熟は必要である．

　骨髄路確保は，ショック時の末梢静脈確保困難時の代替手段として用いられる場合が多い．その有用性は簡便な穿刺プロセスにおける初回成功率の高さにある．事態対処医療の場合はショック時の血管の虚脱以外にも，敵の脅威，時間の制限，負傷者の汚損，場所による負傷者・救護者のポジション上の制約，暗さや粉塵による視界の制限など，通常の院内医療ではありえない，静脈路確保を困難にさせる要因が多数存在する．事態対処医療時は，輸液路の確保が必要な負傷者へ迷うことなく骨髄路を選択する必要がある．

## Ⅰ．骨髄路確保

### 1 概　要

#### 1）骨髄路確保の有用性

　緊急時は素早い輸液路の確保が必要不可欠であるが，骨髄路輸液の最大のメリットは初回成功率の高さにある．成人の院外心停止182例で同時に骨髄路と静脈路を確保した調査がある．その結果，初回成功率は脛骨穿刺で骨髄路91％：静脈路43％，上腕骨穿刺で骨髄路71％：静脈路49％と，骨髄路確保の成功率が有意に高かった[1]．

　また，2000年から2004年までの間182人の患者に対して骨髄路確保〔BIG™（後述）使用〕を行った調査によれば，その初回成功率は172/182人（95％）であった[2]．

　さらに，軍事医療の使用例としては英国共同軍事医療チームがアフガニスタンでの2007年の調査で，26人の患者に対して32回（うち成人22回・小児10回）の骨髄路確保を行い〔EZ-IO®（後述）使用，穿刺部位は脛骨〕，その結果31回/32回（97％）の穿刺で効果的な輸液が行えた[3]．

　輸液速度は使用器材，年齢や刺入部位によって影響を受けるが，おおむね21Ｇでの血管確保と類似する[4]（ただし，デバイスにより輸液速度の記載がある場合がある）．また，通常の血管確保と同様の輸液や薬剤投与，輸血が可能である．

　初回成功率が高く，迅速に輸液路を確保できる骨髄輸液路は，事態対処時の現場で開始しなければならない重篤な出血性ショックに特に有効であるといえる．

#### 2）骨髄路輸液の合併症

　深刻な合併症発生率は1％未満である．合併症には骨折，コンパートメント症候群，皮膚壊死，骨髄炎，皮下膿腫などがある[5, 6]．

　4,270例の骨髄路確保の調査では，わずか27例に骨髄炎の合併症が確認された[7]．長期使用は骨髄

などの感染症のリスクが増大するため短期使用に心がけ，最大でも24時間を超えないように使用するべきである．

## ② 診断・評価

### 1）確保可能な部位と留意点
確保可能なおもな部位は以下のとおりである．
①脛骨近位（図1），②大腿骨，③脛骨遠位，④上腕骨近位（図2），⑤胸骨．

### 2）穿刺部位の確認
穿刺部位を確認する．骨髄路の特性上，骨折の可能性のある部位には使用できない．穿刺部位より近位の血管損傷が強く疑われる場合も同様である．また，一度穿刺に失敗した（骨皮質を貫いた）場合，その穿刺部位より薬液が漏出するため，再度穿刺する際は，同部位の使用は避ける．

## ③ 手技・スキル

### 1）骨髄路確保の実際
穿刺部位を消毒し清潔操作で行う（事態対処医療では可能な限り努力する）．

デバイスの指示どおりに穿刺を行う（各デバイスについては**2）骨髄路確保器具のおもな種類**で後述する）．デバイスにもよるが，針がしっかりと立っていることを確認する．ぐらつく場合は骨に到達していない可能性がある．

空のシリンジでしっかりと陰圧をかける．そこで骨髄液が引けることで，骨髄内に到達しているか確認できる．生理食塩水10 mLを注入する．もし注入が不可能であれば骨髄内に到達していない．また穿刺周囲に腫脹や漏出がみられた場合も正しい位置に穿刺できておらず，再確保が必要である．

確認後，ルートを接続し輸液を開始する．負傷者の不意な体動や移動・搬送に備え，事態対処医療時はより入念にルートの固定を行う．

### 2）骨髄路確保器具のおもな種類
骨髄路確保器具はその構造から，①手動型骨髄針，②インパクト駆動型，③バッテリーパワードライバー型のおおむね3つの分類がある．手動型骨髄針はおもに小児・乳児で使用される手持ちの針である．

インパクト駆動型とバッテリーパワードライバー型について，現在入手可能な3種を紹介する．

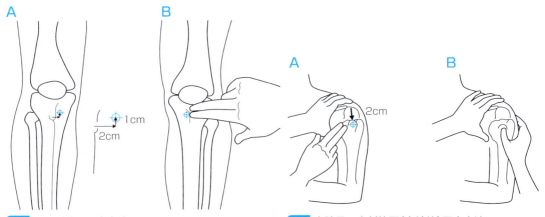

**図1 脛骨近位の同定方法**
A：脛骨結節より内側2 cmさらに近位1 cmの位置
B：膝蓋骨下部に2横指置き脛骨の稜線を探す．さらに内側に2 cm移動した遠位の指の先端位置

**図2 上腕骨の穿刺位置（小結節）同定方法**
A：肩峰を同定しおよそ2 cm下方の突起
B：上腕骨を下からなぞり小結節を同定する方法

## a）インパクト駆動形

● **FAST Responder**™（※国内未承認）(図3)

インパクト駆動型に分類される．穿刺部位は胸骨のみであるが，事態対処医療としては負傷者の手足が吹き飛んだとしても使用可能であり，ミリタリー・救急用に開発されたFAST1の後継機種である．

ロック用のピンをはずすと，同時にターゲットフットとよばれるベースプレートの部分のシールが露出し，ターゲットフットのくぼみを胸骨柄の切痕部にあわせ固定する．本体を握り垂直に押し込むことでインフュージョンチューブが胸骨内に留置される．高さ1 m重力下で30 mL/分，加圧することにより120 mL/分の滴下能力を得られる．

衣服，防弾チョッキなどでラインが屈曲しないようプロテクティブドームが付属している．

● **BIG**™ **骨内医薬品注入キット**(図4)

BIG™はインパクト駆動型に分類される．1994年に世界で初めての自動骨内注入装置として開発された．部位は第一選択の脛骨近位をはじめ，上腕骨，内果部，橈骨が穿刺可能である（小児は脛骨近位，内果のみ）．成人（青）・小児（赤）の2種が存在し，先端のカバーを回転させることにより深さを調節できる．第一選択である脛骨近位の2.5 cmが初期設定となっている（小児は年齢により深さ調整）．

事態対処医療として考えると，負傷部位に応じて穿刺部位が複数選択できることや，小型軽量で複数個携行可能なメリットがある．

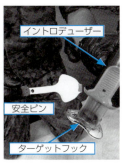
①安全ピンを外すと自動的にターゲットフック部のシールが外れる

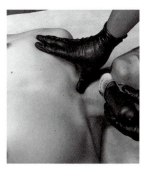
②胸骨柄の切痕部にあわせてターゲットフックを装着する

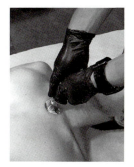
③胸骨柄に対して両手で垂直に押し込む

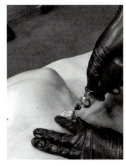
④ターゲットフックを押さえながらイントロデューザーを垂直に引き抜く

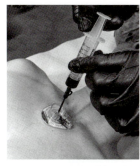
⑤シリンジで陰圧をかけ，骨髄液が引けることで正しい位置に入っているか確認できる．生理食塩水10 mLを注入し輸液可能か確認する

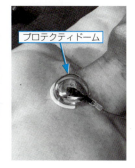
⑥プロテクティブドームを装着する．保温資材や防護装備によるラインの屈曲を防止できる

**図3 FAST Responder™の取り扱い**

撮影協力：衛生学校第100期衛生資材課程

同メーカーの後継機として「NIO™」（図5）が存在する．「NIO™ Adult」は先端に安全装置を追加し，「押し付ける」「握る」の2つのアクションにより発射される．安全性が向上し，カラー・デザイン含めより事態対処医療により適した仕様である．

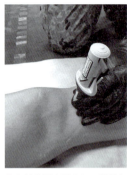
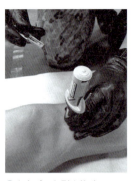
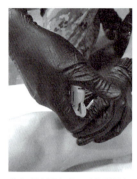
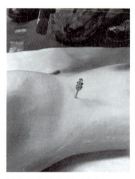

①穿刺位置を同定し，器具を皮膚表面に90°に固定する
②安全ピンを引き抜く
③皮膚表面から90°を維持しながら本体の後方から押し下げ，穿刺針を発射する
④本体を取り除く（引っかかることがあるため少し振りながら）

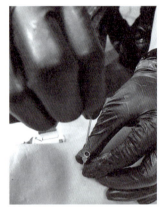
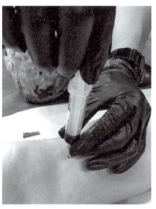
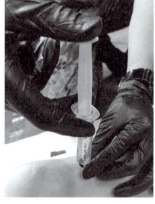

⑤スタイレットを引き抜く
⑥シリンジで陰圧をかけ，骨髄液が引けることで正しい位置に入っているか確認できる
⑦生理食塩水10 mLを注入する．注入が不可能であれば骨髄内に到達していない．また穿刺周囲に腫脹や漏出が見られた場合も正しい位置に穿刺されていない

図4 BIG™骨内医薬品注入キットの取り扱い

撮影協力：衛生学校第100期衛生資材課程

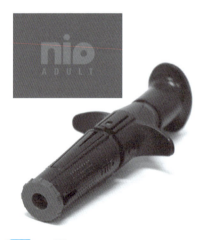

図5 NIO™

## b）バッテリーパワードライバー型
### ● EZ-IO®（図6）

　バッテリーパワードライバー型のデバイスである．充電はできないが，バッテリー性能は10年もしくはおよそ500回の穿刺が可能な能力がある．しかし，保存可能温度がマイナス20〜50℃の範囲となっており，野外での保存は注意が必要である．

　3種類の穿刺針が用意されており，体重を目安に変更する．パワードライバーを回転させる前に，骨に接触するまで針を刺入するが，その時点で5 mm以上の針の余裕がないと骨髄内に穿刺できない（針にラインがあり確認できる）．ドライバーの回転は骨皮質を貫通させるときに使用する．穿刺可能部位は脛骨，上腕骨，大腿骨遠位（小児のみ）であり，上腕骨から注入した薬液が3秒で心臓に達する迅速な薬剤投与のムービーが，ホームページからアクセスできる動画に紹介されている．スマートフォンアプリも存在しており使用方法の事前学習が可能である．

## おわりに

　事態対処医療時の一刻を争う事態において，骨髄路輸液はその成功率と迅速さから，有効な手段となりうる．しかしデバイスによって骨髄路確保の方法がそれぞれ異なり，知識と技術の両者の習熟が必要となる．平素より知識を深め，骨髄穿刺トレーナーを用いた定期的な訓練で手技の練度を上げていく必要があると考える．

### 文　献

1) Reades R, et al.：Intraosseous versus intravenous vascular access during out-of-hospital cardiac arrest: a randomized controlled trial. Ann Emerg Med 2011；58：509-516.
2) Schwartz D, et al.：The use of a powered device for intraosseous drug and fluid administration in a national EMS: a 4-year experience. J Trauma 2008；64：650-655.
3) Cooper BR, et al.：Intra-osseous access (EZ-IO) for resuscitation: UK military combat experience. J R Army Med Corps 2007；153：314-316.
4) Miller L, et al.：Rescue access made easy. JEMS 2005；30：suppl 8-18.

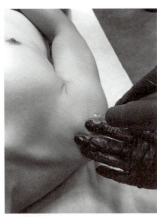

①穿刺位置を同定し，ゆっくりと先端が骨に接触するまで穿刺する（このとき，ドライバーは作動させない）

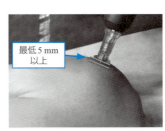

②骨に接触した時点で，皮膚面より最低5 mm以上の長さが見えることを確認する（針に目盛りがついている）

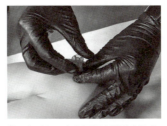

④スタイレットを回転させ引き抜く

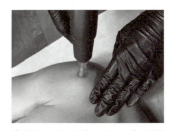

③パワードライバーのトリガーを引き，一定の速度で穿刺方向に力を加え，骨皮質を貫通させる

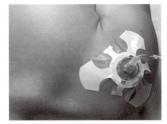

⑤シリンジで骨髄液が引けることで正しい位置に入っているか確認できる．生食10 mLを注入し輸液可能か確認する．ルートを接続し，専用の固定シールで固定する（シールは曲面に対応している）

**図6　EZ-IO®の取り扱い**
　　撮影協力：衛生学校第100期衛生資材課程

5) Tocantins LM, et al.：Infusions of blood and other fluids via the bone marrow: Application in pediatrics. JAMA 1941；117：1229.

6) La Fleche FR, et al.：Iatrogenic bilateral tibial fractures after intraosseous infusion attempts in a 3-month-old infant. Ann Emerg Med 1989；18：1099-1101.

7) Rosetti VA, et al.：Intraosseous infusion: an alternative route of pediatric intravascular access. Ann Emerg Med 1985；14：885-888.

・資料提供WaisMed（図6）

（高柳悦史）

◆各論　A．事態対処時におけるスキル

# 6 米軍における後送要請

**Check Point**

❶ 情報の受け手が医療関係者とは限らないことに留意する．
❷ 収容地点の正確な位置，安全情報が最も重要である．
❸ 予測される事態と関係諸機関の調整により，情報伝達のフォーマットを統一．

　事態対処外傷救護は，いわゆる病院前外傷診療でもある．医療資源が限られる現場での医療はあくまでも応急のものであり，"THREAT"（総論A-2 ホットゾーン：脅威の排除と脱出の項目参照）の最後のTである医療機関への搬送（transportation to definitive care）が不可欠である[1]．

　危険な状況下での後送は，医療関係者のみで完結することは不可能であり，事態対処の活動全般のなかでさまざまな組織やメンバーとの連携が必要となる．事態対処外傷救護も，災害初期対応の1つであり，英国の災害教育プログラムであるMIMMS（Major Incident Medical Management and Support）にある"CSCATTT"で示される基本コンセプトは変わらない[2]．"CSCA"は管理項目で，指揮命令・統制（command & control：C），安全確保（safety：S），情報伝達（communication：C），評価（assessment：A）となる．"TTT"は医療支援項目で，トリアージ（triage：T），処置・治療（treatment：T），そして搬送（transport：T）である．事態対処外傷救護における後送の要請は，"CSCATTT"のcommunication（C）であり，有効な現場活動だけでなく，要員の安全確保においても最も重要な要素であるともいえる[3]．

## Ⅰ．情報伝達のフォーマット

　混乱する事態対処外傷救護の現場から，指揮官や警備担当部門，医療担当部門などへいかなる情報を提供すべきだろうか．現場で収集した情報をすべて報告するのは無用な混乱を招きかねず，重要な情報を欠落させてしまうおそれがある．そのため，さまざまなフォーマットが決められている．

　MIMMSでは，混乱する災害時において収集して伝達すべき情報として，"METHANE"を推奨している（表1）[4]．災害時と同様に，事態対処医療においても，安全が確保された現場に医療チームが駆けつけ，トリアージを行い，負傷者にある程度の処置治療を実施したら，適切な医療機関への後送となる．当然，現場から後送の要請を行う．事態対処医療の特性から，平時の救急医療における救急隊から医療機関への受入要請と異なる点があることに留意しなくてはならない．

　JPTEC（Japan Prehospital Trauma Evaluation and Care，日本外傷病院前救護ガイドライン）においては，負傷者を収容した直後に医療機関へ速やかに第1報として伝えるべき内容として表2のようにMISTをあげている．

　その後，医療機関到着までに時間的余裕があれば車内収容後に実施した監察結果や負傷者から聴取した内容を第2報として搬送医療機関へ通知する．特に搬送中の負傷者の容体が変化した場合などは積極的に補足連絡すべきである．この第2報については特に様式は定められてはいないが，搬送先の医療機関が到着して直ちに適切な対応がとれるように最新の情報を伝えるようにすることとされている[5]．

67

| 表1 | **METHANE** | |
|---|---|---|
| M | My call sign, Major incident | コールサイン，大事故災害の発生，「待機」または「宣言」 |
| E | Exact location | 正確な発災場所，地図の座標 |
| T | Type of incident | 事故災害の種類 |
| H | Hazard | 危険性，現場と拡大の可能性 |
| A | Access | 到達経路，侵入方向 |
| N | Number of casualties | 傷病者数，重症度と外傷の種類 |
| E | Emergency services | 消防，警察などの緊急サービス機関 |

| 表2 | **MIST** | |
|---|---|---|
| M | Mechanism | 受傷機転 |
| I | Injury | 生命を脅かす損傷 |
| S | Sign | 意識，呼吸，循環の状態 |
| T | Treatment | 行った処置と病院到着予定時刻など |

〔甲斐達朗(訳)：大事故災害への体系的アプローチ．小栗顕二，他(訳)，MIMMS大事故災害への医療対応：現場活動と医療支援(第2版)．永井書店，2005：13.より作成〕

JPTECの患者搬送に関して伝達すべき情報とは，救急隊から医療機関にあてたもので，MISTのように比較的詳細な医療の情報が含まれる．しかし，事態対処外傷救護では，他項でも述べられているように，現場における行動要領，処置は，平時の病院前外傷診療とで大きく異なる部分があり，後送についても大きな違いがある．特に，後送のために召集される救急車やヘリコプターなども害意をもつテロリストなどによって狙われている可能性があることは十分に念頭におかねばならない．ゆえに，後送の要請は，医療機関に対してというよりも，医療を担当しない警備，航空輸送，車両輸送部隊などに対して行われるべきものである．後送の要請は，彼らが実施中の警備・輸送や事態の鎮圧活動に加えて，危険を伴う可能性のある患者搬送という新たな任務を付与することにほかならず，事態対処時の行動という作戦実施に必要な情報が求められる．情報の受け手はおそらく医療従事者ではなく，詳細な負傷者各人の病態の情報はむしろ妨げとなる可能性もあることを認識しておかねばならない．

## Ⅱ．後送要請のフォーマット：9-Line

米軍や北大西洋条約機構(North Atlantic Treaty Organization：NATO)諸国において導入されている，戦傷救護の後送(medical evacuation：MEDEVAC)を要請するフォーマットである9-Line(ナインライン)を表3に示す．9-Lineは文字どおり9行(項目)で前線において負傷した兵士をヘリでのMEDEVACで後送するための情報伝達の様式であり，分隊の無線要員はこれを用いることが徹底されている．MEDEVACの要請を行う側も，それを受ける側も医療の専門家であることが前提とされておらず(もちろん医療の専門家であっても構わない)，負傷者・患者の医療に関する情報は最小限であり，それ以外の戦術的な観点からの，必要器材や安全性などの必要最小限の情報を伝達するようになっているので，負傷者の個々の病態の詳細は含まれないことに注目されたい[6,7]．

9-Lineでの報告は，Line 1とLine 2を除き，アルファ3，ブラボー2のようアルファベット1文字と患者数の数字のみの組み合わせで簡潔に伝える．アルファベットは，NATO式にアルファ(A)，ブラボー(B)，チャーリー(C)，デルタ(D)，エコー(E)，ノベンバー(N)，パパ(P)のようによぶ[8]．

米国人は日常生活においてもアルファベットの識別のためにこのような読み方をすることが多いので，半ば常識となっている．伝達時の誤りを防ぐためにも，アルファベットの読み方を統一して教育しておかねばならない．

9-LineのLine 3には，後送の緊急度の項目がある．生命，四肢，そして視覚を守るため，受傷から医療機関まで到達するまでの時間を1時間以内とするものを緊急(urgent)とし，4〜6時間以内を優先(priority)，24時間以内を通常(routine)，そして絶対的な後送を必要としない適宜(convenience)に分けている[7]．なお，NATOの分類では時間は明記されておらず，またconvenienceのカテゴリーは削除されてpriorityは3つになっている[9]．

負傷者が少なく，状況が混乱していないときには，9-Lineに続き，より詳細な医療情報として

**表3** MEDEVAC〔9-Line〕

| Line 1 | 収容地点 | アルファベット2文字と8桁の数字で |
|---|---|---|
| Line 2 | 要請側の無線周波数とコールサイン | |
| Line 3 | 患者数と緊急度 | A 緊急・B 緊急手術（1時間以内）・C 優先（4～6時間以内）・D 適宜 |
| Line 4 | 器材 | A なし・B 吊り上げ器材・C 救出器材・D 人工呼吸器 |
| Line 5 | 護送・担送患者数 | A 担送・B 護送 |
| Line 6 | 収容地点での安全性 | N 敵なし・P 敵が潜在・E 敵部隊が近在・X 敵砲火あり |
| Line 7 | 収容所地点の目印 | A パネル・B パイロン・C スモーク・D なし・E その他 |
| Line 8 | 患者国籍 | A 米軍人・B 米市民・C 外国軍隊・D 外国市民・E 捕虜 |
| Line 9 | CBRN による汚染 | C 化学剤・B 生物剤・R 放射性物質・C 核爆発 |
| Line 9（CBRN があてはまらない場合） | 地形 | 湖，山，建物など |

MISTを報告することもある．全般状況，情報の受け手のニーズにあわせ，臨機応変に対応してもよい．

なお，9-LineはMEDEVAC要請だけではなく，不発弾（unexploded ordnance：UXO）の報告のSpot Report[10]など，ほかの報告フォーマットも存在する．

## Ⅲ．後送車両・航空機の安全確保

事態対処外傷救護における救急車両やヘリコプターによる後送において重要なことは，通常の救急搬送に必要とされている安全措置に加えて，コールドゾーンから医療機関までのルート，および医療機関に対する，すべての脅威が無力化されて，負傷者や救護者，後送車両・航空機，医療機関へのさらなる攻撃が生起しないことである．

多くの報道でもみられるように，近年のソフトターゲットを狙うテロは，複数の爆弾や襲撃者が異なる場所でタイミングをややずらして爆破や襲撃を行い，救護者を含む人間の殺傷を狙うものがある．このため第2撃以降の攻撃に巻き込まれないようにすることが重要であるほか，救急隊員も通常の個人防護具以上の防弾ベストなどを装備することが望ましい．アクティブシューティング事件を経験した米国の救急隊などで防弾ベストを隊員に支給するところが増加しているし，司法向けの防弾チョッキについても米国政府レベルで改善を進めている[11]．とはいえ，脅威が完全に排除されていない可能性を常に念頭におき，警察車両による救急車の警護や警察などによるヘリコプターの着陸・離陸時の周辺の警戒を当然考慮しなければならない．そのため，9-Lineにおいて，Line 6で収容地点の安全性について報告をさせているのである．

### 1) CASEVAC（casualty evacuation）

米軍では，受傷地点から，敵の砲火下で，本人または同僚，場合によって衛生兵により，応急治療を行いつつ，衛生兵か軍医のいる最寄りの応急治療施設に患者を搬送することをいう．搬送手段は，人力，車両，ヘリなど，特に限定されないが，作戦上ヘリの運用が可能であればヘリが好まれる．迅速性が最も重視され，搬送距離は短く，医療処置は限定的なものである．

9-LineにおけるMEDEVAC要請は，実際にはCASEVACである．軍医は搭乗しないが，受傷現場から迅速に医療機関へ搬送する点で日本でのドクターヘリの運用に近いといえる．

### 2) MEDEVAC（medical evacuation）

米軍では，応急治療施設で衛生兵や軍医の処置を受けて容態を安定化させてから，一般・専門外科治療が可能な野戦病院などに，おもにヘリによって後送するもの．戦域内での搬送であり，敵の攻撃の可能性がある．搬送距離は中距離までで，迅速性とともに容態の安定が重視される．アフガニスタンの米軍では，作戦地域の収容所からカブールのヘリポートをもつ多国籍病院へヘリで搬送してい

た．米軍では医官はほとんど同乗しない．

　日本の災害時においては，自衛隊の駐屯地などで設営したSCU（staging care unit，広域搬送拠点臨時医療施設）から近隣地域へのヘリによる患者搬送を想像するとよい．

### 3）AEROVAC（aeromedical evacuation）

　戦域内の野戦病院での一般・専門外科治療後に，戦域外の高度医療センターへ，おもに固定翼機を用いて航空搬送する．米空軍では，医官を含む重症患者航空後送チーム（critical care air transport team：CCATT）が，空飛ぶICUとして患者航空後送用の長距離大型輸送機C17グローブマスターにより患者を搬送している．アフガニスタンでの戦傷患者はドイツのランドスツール陸軍病院まで搬送し，そこで専門外科治療を行ったのち，米本土に後送する．日本の大規模災害時でいうと，航空自衛隊の機動衛生隊が，機動衛生ユニットをC-130に搭載して，広域医療搬送として被災していない地方に，被災地域の医療機関に入院中の患者を航空搬送するものに類似する．

### おわりに

　戦場での後送要請である9-Lineはあくまでも米軍と同盟諸国が実戦経験から作り出してきた情報伝達の様式であり，一般社会におけるテロやアクティブシューティングなどの事態に対応するものにそのまま適用するのは適切ではない．しかし，9-Lineのようなシンプルな情報伝達の形式が各機関で共有されることは，事態対処のための多機関連携・協力において連携のコストを減らし，その効果を増大させることが期待できるので，今後事態対処医療体制を整備するうえで，警察，消防，医療従事者，自治体とそれらの連携を円滑にするため，その目的と想定される状況に9-Lineのようなフォーマットを作り上げることが望まれる．

### 文　献

1) Office of Health Affairs Department of Homeland Security：First Responder Guide for Improving Survivability in Improvised Explosive Device and/or Active Shooter Incidents. 2015.
2) 日本集団災害医学会（監）：DMAT標準テキスト（改訂第2版）．へるす出版，2015.
3) 日本集団災害医学会（監）：標準多数傷病者対応MCLSテキスト．ぱーそん書房，2014.
4) 甲斐達朗（訳）：大事故災害への体系的アプローチ．小栗顕二，他（訳），MIMMS 大事故災害への医療対応：現場活動と医療支援（第2版）．永井書店，2005：13.
5) JPTEC協議会（編著）：JPTECガイドブック（改訂第2版）．へるす出版，2010.
6) Headquarters, Department of the Army：US Army Field Manual 8-10-6. Medical Evacuation in a Theater of Operations: Tactics, Techniques, and Procedures. Department of the Army, 2012. http://www.emilitarymanuals.com/pdf/MilitaryMedical/FM8-10-6.pdf（Accessed on January 25, 2018）
7) Headquarters, Department of the Army：US Army Technique Publication 4-02.2. Medical Evacuation. Department of the Army, 2014.
8) International Civil Aviation Organization：International Standards and Recommended Practices and Procedures for Air Navigation Services：Aeronautical Telecommunications: Volume II Communication Procedures including those with PANS status, 6th ed, 2011. https://www.icao.int/Meetings/anconf12/Document%20Archive/AN10_V2_cons[1]. pdf（Accessed on January 25, 2018）
9) North Atlantic Treaty Organization：NATO Standardization Agreement（STANAG）3204: AEROMEDICAL EVACUATION. 1999.
10) Headquarters, Department of the Army：US Army Field Manual 4-30.51 Unexploded Ordnance（UXO）Procedures. Department of the Army, 1994.
11) Nathan J：Body Armor for Law Enforcement Officers. Congressional Research Service, 2016.

（後藤浩也）

## Column ◆ 米軍におけるMEDEVAC

　MEDEVACはmedical evacuationの略であるが，現在，米軍で単にMEDEVACというと，戦場におけるヘリによる患者後送を指すことが多い．ヘリによる患者後送は，太平洋戦争末期から試験的に開始され，朝鮮戦争で実運用が広がり，ベトナム戦争から本格化した．

　MEDEVACは，CASEVAC，MEDEVAC，AEROVACの3つに分けられる（本文参照）．作戦行動としての迅速性と，医療上の安全性や確実性とのバランスがそれぞれで大きく異なることに注目されたい．

◆各論　A．事態対処時におけるスキル

# 7 鎮痛

## Check Point

❶ 現場や病院前から鎮痛を行うことは負傷者の痛みと不安を軽減する．
❷ 疼痛の程度と意識状態に応じた3段階のアプローチで鎮痛を行う．

　病院前における鎮痛の重要性が近年，注目されている[1,2]．米国救急医学会（American College of Emergency Physicians：ACEP）は，病院前から救急患者に対して鎮痛と鎮静を開始するべきであるとの声明を出している[2]．古くから戦場では負傷者に対して鎮痛が行われてきた．外傷は，いずれの部位の損傷であっても，少なからず痛みを伴う．痛みは心の不安を助長する．負傷者の痛みと不安は，現場の混乱を招く．悪意のある第三者によって危険にさらされた事態対処の現場では，早期から適切な鎮痛を行うことの意義は大きい．早期からの適切な鎮痛は心的外傷後ストレス障害（post traumatic stress disorder：PTSD）を減少させる[3]．過去の戦場における経験から得られた鎮痛に関する知見を，日本の事態対処医療にどのように生かすかを考察する．

## Ⅰ．戦傷治療における鎮痛

　1997〜2014年のイスラエル軍の調査では，戦場で負傷した8,576人のうち12.3％が病院前で鎮痛薬を投与されており，その割合は次第に増加傾向であった．最も多く投与されていた薬剤はモルヒネで74.7％を占め，フェンタニル，ケタミンが次いだ[4]．四肢の止血にターニケットを使用した場合にも，駆血による痛みに対する配慮が必要になる．

　戦場では，専用注射キットによるモルヒネ筋肉注射が鎮痛の第一選択として古くから使用されてきた．しかし，作用発現が非常に遅く，なかなか鎮痛が得られないことや，その間に鎮痛薬を追加されやすく，しばしば過剰になってしまう点，血圧が下がりやすく出血性ショックにおいて血行動態を増悪させる点などが懸念されてきた[5]．現在，米軍の野戦病院ではすでによく使用されていたケタミンや，がん患者に使用されていたフェンタニルの経口腔粘膜投与の有効性が注目されるようになった[6]．

　アフガニスタンの戦場における米軍の最新の報告では，現場において39％の負傷者に鎮痛が行われ，フェンタニル，モルヒネが中心で，ケタミンの使用はわずかであったが，病院への搬送，後送段階になると，92％とほとんどの負傷者に鎮痛が行われ，ケタミンとフェンタニルの使用が増加した．22％の患者では，複数のオピオイドが使用され，ケタミンにモルヒネやフェンタニルが併用されていた[7]．モルヒネの静脈内投与はまだしばしば使用されているが，モルヒネの筋肉注射は使用されなくなってきている[8]．

　現在，戦術的戦傷救護（tactical combat casualty care：TCCC）のガイドラインでは，これまでの知見を踏まえ，戦場における鎮痛の手段としてシンプルな3段階の治療手段を推奨しており[9]，病院前の鎮痛にかかわるほかのガイドラインなどもこれを踏襲している[1,10]．米国の事態対処医療TECC（tactical emergency casualty care）ガイドライン（TCCCの民間版）では，おおむねTCCCに準拠してい

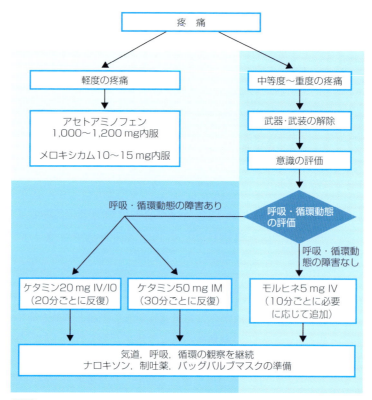

図1 3段階のアプローチ

るが，TCCCほど詳細な記載はない[11]．

　鎮痛は危険を伴うようなホットゾーンでは行わない．危険，脅威を排除し，退避してウォームゾーン，コールドゾーン，あるいは病院搬送の段階に入り，時間的にも空間的にも医療処置が可能になってから鎮痛を考慮する．鎮痛のための薬剤の選択において判断材料となるのは，患者の痛みの程度，そして，呼吸，血行動態が安定しているか否か，薬剤の投与経路である．また，薬剤の副作用について熟知し，その害を最小限にとどめる必要がある．TCCCガイドライン[9]に準拠して，これらを考慮した以下の3段階のアプローチを紹介する（図1）．

## II．段階別の鎮痛

### 1）軽度から中等度の鎮痛

内服：アセトアミノフェン（カロナール®）1,000〜1,200 mg（8時間ごとに投与）
　　　メロキシカム（モービック®）　10〜15 mg

　軽度の痛みに対して，まずは鎮痛薬の内服薬が簡便である．米国のTCCCでは，アセトアミノフェンとメロキシカムの2剤が推奨されている．

　長時間作用型の解熱鎮痛薬アセトアミノフェン（タイレノール®）650 mg × 2錠（計1,300 mg）をTCCCは推奨しているが，日本には同型の錠剤は存在せず，用量も異なる．日本の保険適用内での用量や欧米人との体格差を考慮して，カロナール® 1,000〜1,200 mg（1,000 mg：500 mg × 2錠，200 mg × 5錠　1,200 mg：200 mg × 6錠，300 mg × 4錠）が妥当であると思われる．

　出血を伴う外傷患者では，イブプロフェン，ロキソプロフェンなど血小板の機能に影響を与え，出血を増悪させうるNSAIDsは使用を控える．数あるNSAIDsのなかでも，COX-2選択性，安全性からメロキシカムが推奨されている．セレコキシブでも代用できるが，アレルギーの危険性が指摘され

ている．アセトアミノフェンとNSAIDsは作用機序が異なる．両者の併用により，鎮痛効果は単独よりも増強する[12]．

米軍では，これらの薬剤を抗菌薬と一緒に素早く内服できるようにCombat Wound Medication Pack（CWMP）としてセットにして携帯している[9]．

## 2）中等度から重度の疼痛：呼吸・循環に異常なし

筋肉注射：フェンタニル2 μg/kg（100 μg）（追加の必要があれば20分ごとに反復投与する）
静脈投与：フェンタニル1～2 μg/kg（50～100 μg）（追加の必要があれば10分ごとに反復投与する）
　　　　　モルヒネ5 mg（追加の必要があれば，10分ごとに反復投与する）
経口腔粘膜投与：フェンタニル800 μg（参考）

オピオイドによる鎮痛効果は高く，中等度～重度の疼痛に対して有効である．オピオイドを投与する場合は，患者の職種上，武器の保持，武装していれば，安全確保のため武装解除しておく．呼吸，循環の抑制，過剰投与では意識レベルも低下する可能性があるため，気道，呼吸，循環に注意して観察する．血圧が下がることがあるので，出血性ショックの患者には使用を控える．拮抗薬ナロキソンを準備しておく．特に呼吸数の低下には注意が必要である．バックバルブマスクによる補助換気が必要になることもある．悪心・嘔吐も頻度が高いので，制吐薬の併用を考慮する．TCCCではオンダンセトロン4 mgの投与が推奨されているが，日本では抗悪性腫瘍薬使用中の患者以外に保険適用はない．

がん患者で使用されていたフェンタニルの経口粘膜投与（800 μg）が，戦場で使用され，その安全性と効果が高く評価されている[13]．静脈ルートを必要としないことから簡便であり，効果の発現も早く使いやすいため，TCCCでは第一選択として推奨されている[9]．しかし，日本では認可されていないため，使用はできない．フェンタニルの筋注あるいは静注，モルヒネの静脈投与が推奨される．経骨髄投与も有効であるが，モルヒネの筋注は効果発現が遅いなどの理由から推奨されない．

## 3）中等度から重度の疼痛：呼吸・循環に異常あり

ケタミン50 mg　筋注あるいは経鼻（30分ごとに反復投与）
ケタミン20 mg　ゆっくり静注または骨髄内投与（20分ごとに反復投与）

近年，鎮痛薬としてのケタミンの有効性が注目されている．脂溶性が高く，静注では約1分，筋注では約5分で作用が発現し，速効性がある．心拍数と血圧はやや上昇するため，循環が不安定な患者でも使用しやすい．もともとは鎮静薬として使用されてきたが，鎮痛作用も併せもつ．低用量（0.5 mg/kg以下）での使用は，呼吸抑制を起こしにくく安全である．高用量（0.5 mg/kgを超える）で使用すると，鎮静作用が強くなる．鎮痛目的ならば，病院前で高用量の使用は控える．ケタミンは相乗効果によってほかのオピオイドの必要量を減少させる．モルヒネやフェンタニルがすでに投与されている患者にも，追加で投与が可能である．ケタミンを静注するときは1分以上かけて緩徐に投与する．急速投与は，呼吸抑制，特に初期の無呼吸が出やすい．継続して観察を続けることが重要である．ほかに悪夢，筋硬直，不随意運動，気道分泌物の増加，悪心・嘔吐，喉頭けいれんなどの副作用が報告されているが，重篤な副作用はまれであり安全である．

フェンタニル，ケタミンはともに重症脳損傷を二次性に増悪させる可能性があるため慎重に使用する．ケタミンは脳圧を上昇させるため，頭部外傷には禁忌とされてきたが，みずから痛みを訴えられる程度の意識が保たれていれば，臨床的に脳損傷を悪化させる心配はない．同様に，ケタミンによる眼圧の上昇が報告されているが，臨床的に有意ではなく，眼外傷がある場合にも使用が可能である．

現在，戦場における鎮痛はケタミンが中心になってきており[14]，外国では市中の救急車で使われているところもある[15]．

## Ⅲ．日本における病院前の鎮痛

　病院前，事態対処医療という特殊な状況では，鎮静，鎮痛は病院内と同じようには実施できない．限られた医療資源，時間のなかで患者を救命することが最優先であり，そのためにほかに優先されるべき治療，処置があれば，鎮痛は後回しになる．鎮痛薬の副作用によって呼吸，循環を悪化させないよう，少なめの用量から始める．効果が不十分であれば追加する，徐々に用量を増やしていくのがよい．重度のショックや，高齢者では適宜減量することが望ましい．

　病院前に持ち出せる薬剤の種類には制限がある．日本の事態対処医療で何を鎮痛薬として使用するのかが問題である．TCCCでは膨大なエビデンスをもとに麻薬を中心として，少ない種類の薬剤によるシンプルなプロトコルを推奨している．しかし，欧米諸国と日本の状況は異なる．日本は麻薬の管理が非常に厳しく，病院内であっても麻薬の使用が制限されている．救急救命士による麻薬の投与はもちろん法律で許可されていないし，医師も麻薬を病院外に持ち出せる機会が少ないのが現状だろう．全国のドクターヘリでも，病院前での麻薬の使用はまだ普及していない[16]．負傷者の利益を考えれば，病院前で適切な鎮痛を実現し，災害や有事の際にも麻薬を病院前で使えるようになるための体制整備が必要だろう．

　現在，日本では麻薬の代わりにブプレノルフィンや，ペンタゾシンなどの麻薬拮抗性鎮痛薬がよく使われている．煩雑な手続きや管理が不要で使用しやすいためだろう．しかし，これらによる病院前の鎮痛に関するエビデンスは少なく，その特性をよく理解したうえで確かな経験に基づいて使用する必要がある．

### 1) ブプレノルフィン(レペタン®)

> 筋注：0.2〜0.3 mg(4〜6 µg/kg)
> 静注：0.2 mg　緩徐に投与　単回投与

　中枢性鎮痛作用を示し，その鎮痛効果はモルヒネの約30倍である．天井効果があるため，一定以上に増量しても，効果は変わらないことがある．添付文書上の適応は，術後鎮痛，各種がん，心筋梗塞，麻酔補助となっており，外傷の鎮痛には適さない．投与後，数分で効果が発現し，筋注，静注いずれも速効性がある．呼吸抑制，血圧低下，悪心・嘔吐の副作用がある．作用時間は5〜6時間続く．頭蓋内圧を上昇させる可能性があり，頭蓋内圧が上昇している患者は禁忌となっている．頭部外傷を合併し意識が混濁している患者，呼吸，循環に異常がある患者は避けて使用するのがよい．

### 2) ペンタゾシン(ソセゴン®，ペンタジン®)

> 静注：15〜30 mg　単回投与

　鎮痛作用と弱いオピオイド拮抗作用がある．ブプレノルフィンと同じく天井効果があり，外傷に対する鎮痛薬としての適応はない．ペンタゾシンの鎮痛作用はモルヒネの1/2〜1/4とされている．鎮痛効果の発現がやや遅く，静注で数分，筋注では数十分を要するため，事態対処医療において筋注による使用は適さない．交感神経を刺激し，末梢血管抵抗，心筋酸素需要を増大させ，血圧，心拍数を軽度上昇させる．一方，呼吸抑制に注意する必要がある．悪心・嘔吐をきたすことは少ない．頭蓋内圧を上昇させるため，頭蓋内圧が上昇している患者では禁忌である．呼吸，循環に異常がある患者では，減量して使用するのが無難である．

### おわりに

　現場，病院前から痛みに対して配慮して適切な鎮痛を行うことは，事態対処医療においても重要である．安全を確保してから，疼痛の程度と患者の意識状態に応じた鎮痛を行う．薬剤投与を実際に担うのは医師であるが，ほかの職種もこれらのアプローチを理解しておくとよい．

## 文　献

1) Gausche-Hill M, et al.：An Evidence-based Guideline for prehospital analgesia in trauma. Prehosp Emerg Care 2014；18：25-34.

2) Out-of-Hospital Use of Analgesia and Sedation. Ann Emerg Med 2016；67：305-306.

3) Holbrook TL, et al.：Morphine use after combat injury in Iraq and post-traumatic stress disorder. N Engl J Med 2010；362：110-117.

4) Benov A, et al.：Battlefield pain management: A view of 17 years in Israel Defense Forces. J Trauma Acute Care Surg 2017；83：S150-S155.

5) Wedmore IS, et al.：Battlefield Analgesia in Tactical Combat Casualty Care. Wilderness Environ Med 2017；28：S109-S116.

6) Butler FK, et al.：A Triple-Option Analgesia Plan for Tactical Combat Casualty Care: TCCC Guidelines Change 13-04. J Spec Oper Med 2014；14：13-25.

7) Shackelford SA, et al.：Prehospital pain medication use by U.S. Forces in Afghanistan. Mil Med 2015；180：304-309.

8) Kotwal RS, et al.：Eliminating Preventable Death on the Battlefield. Arch Surg 2011；146：1350-1358.

9) TCCC Guidelines for Medical Personnel. NAEMT, 2017. https://www.naemt.org/docs/default-source/education-documents/tccc/072016-updates/tccc-guidelines-for-medical-personnel-170131.pdf（Accessed on January 08, 2017）

10) Russell KW, et al.：Wilderness Medical Society Practice Guidelines for the Treatment of Acute Pain in Remote Environments: 2014 Update. Wilderness Environ Med 2014；25：S96-104.

11) Tactical Emergency Casualty Care（TECC）Guidelines. C-TECC, 2015. http://www.c-tecc.org/images/content/TECC_Guidelines_-_JUNE_2015_update.pdf（Accessed on April 19, 2018）

12) Martinez V, et al.：Non-opioid analgesics in adults after major surgery: systematic review with network meta-analysis of randomized trials. Br J Anaesth 2017；118：22-31.

13) Wedmore IS, et al.：Safety and efficacy of oral transmucosal fentanyl citrate for prehospital pain control on the battlefield. J Trauma Acute Care Surg 2012；73：S490-495.

14) Petz LN, et al.：Prehospital and en route analgesic use in the combat setting: a prospectively designed, multicenter, observational study. Mil Med 2015；180：14-18.

15) Hollis GJ, et al.：Prehospital ketamine use by paramedics in the Australian Capital Territory: A 12 month retrospective analysis. Emerg Med Australas 2017；29：89-95.

16) Ono Y, et al.：Are prehospital airway management resources compatible with difficult airway algorithms? A nationwide cross-sectional study of helicopter emergency medical services in Japan. J Anesth 2015；30：205-214.

（吉村有矢）

◆各 論　A．事態対処時におけるスキル

# 8　出血性ショック・血液製剤

**Check Point**

① 身体所見から大量出血と出血性ショックを早期に認知することが重要である．
② 病院前から始めるダメージコントロール蘇生が有効である．

## Ⅰ．事態対処医療における大量出血

　出血性ショックとは，大量出血によって全身の組織や臓器の血流，機能が維持できないほどの循環の虚脱をきたし，生命が危険にさらされた状態をいう．
　平時の交通外傷や，高所墜落，転落などの一般的な鈍的外傷で，致死的になりうる大量出血をきたす損傷は，おもに体幹部の損傷である．3大出血源といわれる大量血胸，腹腔内出血，後腹膜出血が問題である[1]．これらは，体幹部，体腔内のいわば「内出血」であり，出血の量やスピードが目に見えないので，大量出血の認知がむずかしいばかりか，病院前では止血処置が困難である．受傷機転や，初期の評価における生理学的異常が，ショックの徴候を早期に認知するための鍵である．
　一方，平時にはまれである銃創や爆傷では，上記に加えて四肢の損傷が多くなる[2]．複雑な四肢の損傷や，それに伴う四肢の主要血管の損傷による大量出血が問題となりうる[3]．これらはおもに「外出血」であり，目に見える出血のスピードと量に応じて，その重症度と緊急度を判断することが可能であり，圧迫止血やターニケットによる止血処置が病院前でも有効である．外出血とはいえ，そのスピードは侮れず，瞬時に命を奪うこともある．大腿動脈の損傷で活動性の出血を大量に認めた場合，わずか5分ほどで死に至るとされている．
　医療資源や時間の制約を受けやすい事態対処医療では，大量出血とショックの早期の認知，治療が，平時に増してより重要となってくる．フランスの同時多発テロでは，外傷学の最新の知見を用いたダメージコントロール戦略を病院前から導入することで多くの命を救ったという[4]．事態対処医療における出血性ショックの治療戦略について解説する．

## Ⅱ．出血性ショック

 **診断・評価**

　事態対処の病院前における出血性ショックの認知は，身体所見が中心である．まず，橈骨動脈ならびに頸動脈を触知し，脈拍数と拍動の強さをみる．大きな騒音や暗く狭い場所でも，素早くショックを認知するための基本である．橈骨動脈の拍動が通常の強さで触知できれば，収縮期血圧は120 mmHg以上保たれていると判断でき，拍動が弱い場合は，収縮期血圧100 mmHg前後であることが多い[5]．ほかに，末梢の皮膚の湿潤，冷汗や蒼白は，ショックによる低灌流，交感神経興奮の症状の1つである．これらを見落とさないよう留意する．頭部外傷がない場合の意識障害の存在は，ショッ

**表1 出血量と症状の推移**

| 出血量 | 500 mL | 1,000 mL | 1,500 mL | 2,000 mL | 2,500 mL |
|---|---|---|---|---|---|
| 体内の血液の喪失量（%） | 10 % | 20 % | 30 % | 40 % | 50 % |
| 意識 | 清明 | 清明 | 軽度の不安 | 不安，不穏 | 混濁 |
| 脈の触知 | 良好 | 良好 | やや弱い | 弱い | 触れない |
| 心拍数 | 正常からやや上昇 | 100以上 | 100以上 | 120以上 | 140以上 |
| 血圧 | 正常 | ほぼ正常 | やや低下 | 低下 | 著明に低下 |
| 呼吸数 | 正常 | ほぼ正常 | 30以上 | 35以上 | 35以上 |

〔日本外傷学会，他（監）：外傷と循環．外傷初期診療ガイドラインJATEC（改訂第5版）．へるす出版，2017：43-59.より改変〕

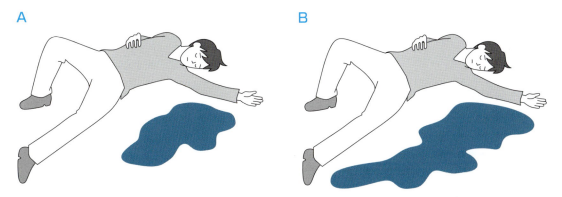

**図1 出血量と血痕の大きさ**
血痕の大きさの違いで出血量は異なる．Aは約300 mL，Bは約1,000 mLである

クの所見として非常に重要である．血圧計を使用できない場合もあると心得る．

　出血量によって症状は変化する．わずかな出血では特に症状がないこともあるが，出血量が体内の血液の10〜20 %を超えてくると，わずかな心拍数と呼吸数の変化がまず出現する．さらに出血量が増加すると，徐々に心拍数，呼吸数が上昇していくとともに脈が弱くなり，血圧が低下する．その後，意識レベルが徐々に低下してくる（表1）[1]．血圧が低下し，意識レベルが低下するほどまで進行した出血はすでに致命的である．迅速に治療しなければ死亡する．

　外出血では，見た目から出血量が予測できる．床や衣類の約30 cm四角の血液は約100 mLとされている[1]．しかし，体外に出た出血，血痕から出血量を正確に同定することは困難である．床や地面が砂地かコンクリートかなどによって，同じ出血量でも血痕の大きさ，濃度は変化する[6]．患者の体幹部と同等の大きさの血痕は，1,000 mL以上の出血と考えて対応する（図1）．

## ② 手技・スキル

### 1）静脈路確保の適応

　ショックでなければ，静脈路確保ならびに輸液投与は必須ではない．事態対処医療の現場では，危険が伴う場所で行う処置は最低限とし，必要でない処置は可能な限り控える．早期に安全な場所への退避，病院へ搬送する．

病院前で静脈路確保が適応となるのは，負傷者が出血性ショックである場合，あるいはショックに移行する危険性が非常に高い場合，経口摂取できないなどの理由で薬剤を経静脈的に投与する場合である．ショック状態でない場合，直ちに輸液は必要ない．負傷者が意識清明かつ，飲み込める場合は経口補水も考慮する．

静脈路は18 Gなど太い針での確保が望ましい．輸液路が必要にもかかわらず，迅速に静脈路が確保できない場合，骨髄路を選択するが，日本では医師にしか許可されていない（各論 A-5 骨髄輸液参照）．日本の救急救命士は，以前から心肺停止患者に対しては，静脈路確保と輸液を行ってきた．2014年からは特定行為の処置範囲が拡大となり，2014年より心停止前のショック患者ならびにクラッシュ症候群に対する病院前の静脈路確保および輸液が可能となった．日本の救急救命士の静脈路確保の成功率は報告によって異なり，50〜80 %程度である[7, 8]．戦場では82 %という報告がある．危険な状況下での静脈路確保は，失敗するほど死亡率は高くなる[9]．さらに病院前における静脈路確保は，病院内で行う場合に比べて難易度が高い．より高い成功率を目指した手技の修練が必要である．

## 2）輸液の選択：晶質液か膠質液か

日本の救急外来や救急車では，ほとんどが初期輸液として晶質液，特にリンゲル液を使用している．外傷患者に対する生理食塩水や乳酸リンゲル液などの晶質液の大量投与が初期治療としてかつて行われてきた．しかし，過剰な輸液によって急性呼吸窮迫症候群，高クロール性アシドーシス，コンパートメント症候群，凝固異常，免疫低下，腎傷害などの合併症が報告されており，時に死亡率が増加するという．このように晶質液を過剰に投与することは害があることがわかっており，可能な限り避けるべきであるという方針に近年は変化してきている[10]．

一方，危機的な大量出血において，輸血が投与不可能な状況においては，失った血管内の循環血液量を補うために，膠質液（コロイド剤）がしばしば使用されている．最も頻用されているのがヒドロキシエチルデンプンを含有しているhydroxyethyl starch（HES）製剤である．

HES製剤はその投与によるリスクと効果が議論されている．晶質液と比較して死亡率を変えないうえに，急性腎傷害のリスクがあると報告されたため，病院のICUや手術室などでは近年，使用される機会は減少しつつある．ヨーロッパでは危険性が高いと認識され，使用が制限されている[11]．しかし，晶質液に比較して循環血液量の補充には利点があるのも事実である[12]．多数の負傷者や輸血製剤の不足，病院前における致死的な大量出血に対しては使用が考慮されうる．戦術的戦傷救護（tactical combat casualty care：TCCC）ガイドラインでは，6 % HES 670/0.75（Hextend®）が限定的に推奨されている[13]．しかし，日本では販売されていない．日本で使用するならば，より分子量が小さい6 % HES 130/0.4（ボルベン®）が代用される．

事態対処医療の現場では，まずはリンゲル液など晶質液を使用し，容認できない低血圧，ショックがあり，輸血の投与ができない場合にのみ緊急避難としてHES製剤の使用を考慮する．合併症などを考慮し，HES製剤は可能な限り使用を控え，もし投与するとしても過剰な投与は控える．HES製剤の投与は1,000〜1,500 mLまでにとどめるようにTCCCでは推奨されている[12]．

## 3）止血剤：トラネキサム酸

トラネキサム酸は古くから止血剤として使用されていたが，効果が近年になって見直されている[14, 15]．出血に伴う線溶亢進を抑制することによって止血効果が期待され，死亡率の改善までもが期待されている．

今後，輸血が必要と予想されるほどの大量出血を伴う場合（一肢以上の四肢切断，穿通性体幹部損傷，ほか大量出血，ショックの徴候を認めるなど），病院前でもトラネキサム酸の投与を考慮する[13, 16, 17]．

投与方法は，トラネキサム酸1 gを100 mLの生理食塩水あるいは乳酸リンゲル液などに溶解して10分以上かけて投与する．投与のタイミングはなるべく早期がよい．受傷から3時間以内に投与す

| 表2 病院前におけるダメージコントロール蘇生 |
|---|
| ①ターニケットと止血剤含有被覆材による迅速かつ最低限の止血 |
| ②ショックの早期認知 |
| ③外傷性凝固障害の認知 |
| ④静脈路確保 |
| ⑤トラネキサム酸の早期投与（受傷後3時間以内） |
| ⑥低血圧容認蘇生 |
| ⑦晶質液や膠質液を制限し，早期に輸血を開始 |
| ⑧低体温の回避 |
| ⑨外傷外科手術，ダメージコントロール手術が可能な施設への早期搬送 |

る．急速投与は，けいれん，嘔吐を誘発するため控える．

## Ⅲ．病院前のダメージコントロール蘇生（damage control resuscitation）

近年，外傷の治療戦略としてダメージコントロール戦略が注目されている．ダメージコントロールとはそもそもは軍事用語であり，「敵の攻撃によって被害を受けた戦艦のダメージを最小限にして，いかにして任務遂行を可能にするか」という考え方である．Rotondoらがこの軍事用語を医学用語に転換し，大量出血患者の救命のための初回簡略化手術と集中治療，計画的再手術からなる段階的手術治療戦略であるダメージコントロール手術を提唱した[18]．さらに現在では，早期の止血手術に限らず，晶質液や膠質液の投与を控え，早期の輸血開始と，血漿や血小板を適切な割合で投与する大量輸血，外傷性凝固障害のモニタリングと治療，出血を最小限にして臓器灌流を維持できる程度の低血圧を容認した戦略などを包括したダメージコントロール蘇生戦略が注目を集めている[19]．そして，ダメージコントロール蘇生の一部は，病院前から実践することができる[20]．海外では，病院前で輸血を開始する試みがあるが[21]，日本ではまだむずかしい部分がある．

わが国の病院前におけるダメージコントロール蘇生を表2に示す．

低血圧を容認した蘇生の具体的な目標としては，末梢動脈が触知できる，意識レベルが改善，または収縮期血圧が80〜90 mmHgとなるまで急速輸液を継続する．頭部外傷が疑われ，意識混濁のある負傷者では，収縮期血圧を少なくとも90 mmHg以上に維持する．低血圧の遷延は，二次性脳損傷により頭部外傷を悪化させるため，回避する．急速輸液と同時に，輸血の早期開始を念頭におく．

急速輸液と低体温の予防は同時に実施することも重要である．外傷の「死の3徴」といわれる低体温，凝固異常，アシドーシスを回避するためには，病院前から適切な介入が重要である．ショック患者は繰り返して再評価する．外出血については，効果的な止血が行われているかを常に監視し続ける．ショックが進行していないか厳重な観察のもと，早期の現場離脱が鉄則である．

### おわりに

事態対処医療で最も問題になるのは，大量出血への対応である．より多くの負傷者を救命するためには，出血性ショックの認知と治療について，医療職，非医療職が協力して病院前のダメージコントロール蘇生などを含めた最善のアプローチをはかる必要がある．

### 文　献
1) 日本外傷学会, 他（監）：外傷と循環. 外傷初期診療ガイドラインJATEC（改訂第5版）. へるす出版, 2017：43-59.
2) Edwards DS, et al.：40 years of terrorist bombings – A meta-analysis of the casualty and injury profile. Injury 2016；47：646-652.
3) Şişli E, et al.：Single centre experience of combat-related vascular injury in victims of Syrian conflict: Retrospective evaluation of risk factors associated with amputation. Injury 2016；47：1945-1950.
4) Carli P, et al.：The French emergency medical services after the Paris and Nice terrorist attacks: what have we learnt? Lancet 2017；390：2735-2738.
5) McManus J, et al.：Radial pulse character relationships to systolic blood pressure and trauma outcomes. Prehosp Emerg Care

2005；9：423-428.

6) Donham B, et al.：Clinical Image: Visual Estimation of Blood Loss. J Spec Oper Med 2017；17：68-7.

7) 岩瀬史明, 他：山梨県における救急救命士による処置拡大の現状. 日本臨床救急医学会雑誌 2016；19：566-570.

8) 落合敏夫, 他：救急救命士による静脈路確保―救急救命士2名乗車が与える影響―. 日本臨床救急医学会雑誌 2015；18：720-722.

9) Nadler R, et al.：Intravenous access in the prehospital settings: What can be learned from point-of-injury experience. J Trauma Acute Care Surg 2015；79：221-226.

10) Butler F Jr：Fluid Resuscitation in Tactical Combat Casualty Care: Yesterday and Today. Wilderness Environ Med 2017；28：S74-S81.

11) Annane D, et al.：EMA recommendation to suspend HES is hazardous. The Lancet 2018；391：736-738.

12) Weiskopf RB, et al.：Update of use of hydroxyethyl starches in surgery and trauma. J Trauma Acute Care Surg 2015；78：S54-59.

13) NAEMT：Basic Management plan for Tactical Field Care. TCCC Guidelines for Medical Personnel. 2017：2-11. http://www.naemt.org/docs/default-source/education-documents/tccc/tccc-updates_092017/tccc-mp-curriculum-1708/00-tccc-mp-guidelines/tccc-guidelines-for-medical-personnel-170131.pdf?sfvrsn=2 (Accessed on November 08, 2017)

14) Shakur H, et al.：Effects of tranexamic acid on death, vascular occlusive events, and blood transfusion in trauma patients with significant haemorrhage (CRASH-2): a randomised, placebo-controlled trial. Lancet 2010；376：23-32.

15) Morrison JJ, et al.：Military Application of Tranexamic Acid in Trauma Emergency Resuscitation (MATTERs) Study. Arch Surg 2012；147：113-119.

16) Huebner BR, et al.：Tranexamic Acid Use in Prehospital Uncontrolled Hemorrhage. Wilderness Environ Med 2017；28：S50-S60.

17) Napolitano LM：Prehospital tranexamic acid: what is the current evidence? Trauma Surgery & Acute Care Open 2017；2：e000056.

18) Rotondo MF, et al.：The damage control sequence and underlying logic. Surg Clin North Am 1997；77：761-777.

19) Cannon JW, et al.：Damage control resuscitation in patients with severe traumatic hemorrhage: A practice management guideline from the Eastern Association for the Surgery of Trauma. J Trauma Acute Care Surg 2017；82：605-617.

20) Chang R, et al.：Remote Damage Control Resuscitation in Austere Environments. Wilderness Environ Med 2017；28：S124-S134.

21) Zielinski MD, et al.：Prehospital blood transfusion programs: Capabilities and lessons learned. J Trauma Acute Care Surg 2017；82：S70-S78.

（吉村有矢）

## Column ◆ 出血の病態生理

　事態対処外傷救護は，出血との戦いである．ここでは，出血と止血の応急処置を考えるうえで必要な病態生理の知識について簡単に整理してみたい．

　血液とは全身を循環している主要な体液であり，生命の源である．その役割は多岐に渡り，全身の細胞への酸素・二酸化炭素や栄養の運搬のほか，免疫やホルモン伝達，体温維持にもかかわり，凝固・線溶など止血の機能も備えている．

　血液量は個人によって差があり，体重の約8％（約13分の1）といわれている．成人男性の血液量は約4〜5Lに相当する．血液は細胞成分（赤血球，白血球，血小板）と液体成分（血漿）から構成されている．体から血液を失うことは，生命維持の破綻につながり，多くの血液を失えば，その量にほぼ比例するように生命の危険は高まっていく．

　出血とは，損傷によって破綻した血管から血液が血管外に流れ出ることをいう．破綻した血管の大きさや種類，その部位によって出血の程度は異なる．毛細血管の損傷では，にじむような少ない量の出血であることが多いが，大きな血管を損傷するほど出血の勢いは強くなり，出血量は多くなる．また，骨折でも骨折面の血管や骨髄などから出血する．大腿骨や骨盤のような大きな骨では，骨折によって大量に骨から出血することがある．活動性出血とは，動脈，静脈の違いを問わず，目に見えて絶えず溢れるような勢いと量の出血のことをいう．活動性出血では，直ちに出血を止めなければ短時間で致命的になる．

　血液が体の外に出る場合を外出血といい，体の内部での出血を内出血という．外出血は，体表の損傷が主であり，四肢の損傷が多い．皮膚や皮下の毛細血管からの少ない出血がほとんどであるが，主要な太い血管を損傷すると，大量の出血をきたす．内出血は，体の外には見えない出血であるが，体幹部の損傷では出血が多いことがある．特に，胸腔内，腹腔内，後腹膜（骨盤）の出血は，目に見えない出血にもかかわらず致死的な大量出血をきたす内出血である．外傷による出血源は1つとは限らないので，複数の出血源があれば，出血量は予想以上に多いこともある（図2）[1]．

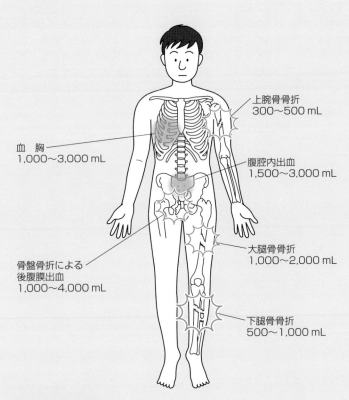

**図2 出血量の推定**
損傷が複数箇所の場合はさらに500 mLを加算
〔日本外傷学会，他（監）：外傷と循環．外傷初期診療ガイドラインJATEC（改訂第5版）．へるす出版，2017：43-59．より作成〕

（次ページへ続く）

**表3** 動脈性出血と静脈性出血の違い

|  | 出血量 | 出血の勢い | 頻　度 | 色　調 | 拍　動 | 緊急性 |
|---|---|---|---|---|---|---|
| 動脈性出血 | 多 | 強い | まれ | 鮮紅色 | あり | 高 |
| 静脈性出血 | 少 | 弱い | 多い | 暗赤色 | なし | 低～中 |

　出血を考えるうえで，動脈からの出血なのか，静脈からの出血なのかを見分けることは，その出血の緊急度の判断に役立つ（表3）．まず，血液の色は動脈と静脈で異なる．動脈血は鮮紅色とよばれる明るい赤色である．一方，静脈血は暗赤色とよばれるような黒っぽい色である．この色の違いは，血液に含まれる酸素量などに起因する．また，動脈と静脈の血管構造の違いから，出血の勢いが異なる．血管壁が比較的厚い動脈の破綻による出血は，静脈よりも一般的に勢いが強く，ときに血管から拍動するように噴出するのが見える．静脈は，動脈に比較して血管が細く，血液の流れる圧も低いため，静脈からの出血はじわじわ流れるような出血になる．動脈性出血は，静脈性出血に比較して，出血のスピードが速いので出血量が増えやすく，出血の勢いも強いので止血しにくいことが多く，緊急度が高い．両者が合併することもあり，創部からの出血や血液の性状をよく観察することが大切である．なお，ターニケットで四肢を緊縛する際に，四肢内部を流れる動脈を緊縛圧によって止めることができなければ，不完全に巻いたターニケットの遠位から還流静脈血による出血が増える可能性がある．したがって，四肢用ターニケットによる緊縛は動脈血流の完全遮断が求められる．

　外傷によって血管が損傷されて出血が起こると，生体に備わっている出血を止める機能が働く．簡単にその機序をまとめると，①血管が収縮して血流が減少，②血管の破綻した部位に血小板が作用して一次血栓を形成する，③血液中の凝固因子が作用してさらに強固な二次血栓を形成する，④損傷した血管の修復と閉鎖，の4段階に分けられる．

　毛細血管の損傷などによるごく少ない出血では，このような止血機能によって簡単に自然止血が期待できる．しかし，出血量の多い動脈性出血や活動性出血では，生理的な止血作用のみでは止血ができず不十分である．よって，物理的に圧迫を加えたりして損傷した血管への血流を減少させる，あるいは完全に血流を止めるような止血処置を追加することで，生体の止血機能を補い，止血を得ようとするのである．また，生体の止血機能は，さまざまな疾患や薬剤によっても影響を受ける．高齢者，悪性腫瘍，血液疾患などでは，血小板減少，機能低下，凝固因子の欠乏により止血機能は低下することがある．脳梗塞や心筋梗塞などの予防で内服する抗血小板薬や抗凝固薬は，血栓が形成されにくくなる作用がある．このような背景がある負傷者では，止血が得られにくいため，軽度の損傷でも大量の出血をきたすことがある．

◆各論　A．事態対処時におけるスキル

# 9　抗菌薬

**Check Point**

1. 負傷者の後送に何らかの制約が加わる場合，前線での予防抗菌薬の投与を考慮する．
2. 抗菌薬の選択にあたっては，受傷機転，損傷部位および創傷形態を考慮する．
3. 治療施設での感染症コントロールでは，創洗浄，デブリードマン，遷延縫合が重要である．

　外傷後に留意すべき合併症の1つとして，感染性合併症があげられることは周知の事実である．合併症には，局所の創感染から生命予後にも影響を及ぼしうる敗血症まで幅広い病態が含まれるが，特に外傷そのものに起因する感染性合併症に関しては，適切な処置を施すことでそのリスクを低下させることが可能であり，可及的速やかに実施する必要がある．感染性合併症予防処置として有効性が認められているものには，早期の創洗浄，デブリードマン，遷延縫合，そして抗菌薬の全身投与があげられる[1]が，これらは画一的に行われるべきではなく，受傷機転，損傷部位および創傷形態などによって選択される必要がある．

　事態対処医療における感染性合併症については，事態が短時間で収拾し，近隣に受け入れ可能な医療機関が存在している場合など，負傷者をすぐさま医療機関に搬送できる状況であれば，通常の外傷医療と何ら差はなく，各医療機関の診断・方針に基づいて必要な処置がなされればよい．したがって本項で述べる予防抗菌薬の使用については，任務が長時間に及ぶ場合や，医療機関にアクセスすることが困難な地域で活動する場合など，負傷者の後送に何らかの制約が加わる状況で考慮される必要がある．

## Ⅰ．疫　学

　戦場におけるデータではあるが，米軍の報告によると，イラクおよびアフガニスタンにおける戦闘中の受傷部位で最も多い部位は四肢（約50％）であり，額顔面・頸部外傷が増加傾向にある（30～35％）といわれている．また，近年の戦闘では即席爆発装置（improvised explosive devise：IED）が多用される傾向にあり，そのため熱傷の発生頻度も増加している[2～5]．このような受傷形態のなか，15～25％の負傷者に感染性合併症が認められ[6,7]，集中治療を要する重症患者に至ってはその発生率は40％以上にのぼると報告されている[8]．また，ベトナム戦争の際のデータからは，24時間以上生存した負傷者の死因の1位は敗血症であったことが示されており[9]，感染性合併症予防の重要性が示唆されている．

　民間の医療においては，早期の抗菌薬全身投与により外傷後感染性合併症を予防できるという確たるエビデンスはないが，開放性骨折に関してはガイドラインなどにより可及的速やかな抗菌薬全身投与が推奨されている[10,11]．これに対し，戦傷医療においては早期の（受傷後3時間以内が望ましい）抗菌薬全身投与により感染性合併症のリスクを低下させることができる可能性が示唆されており[12,13]，

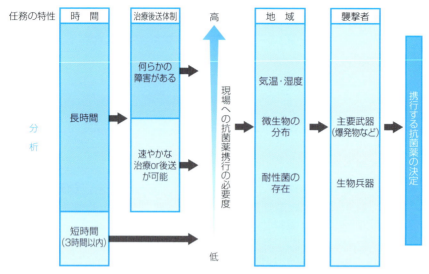

**図1** 抗菌薬選択のプロセス

米軍で広く用いられている戦傷救護のガイドラインである戦術的戦傷救護（tactical combat casualty care：TCCC）ガイドラインのなかでも，ウォームゾーンでは抗菌薬投与を行うよう示されている[14]．

## II．抗菌薬の選択（図1）

抗菌薬を選択する際に留意すべきことは，受傷部位に応じて，感染源となりうる通常の細菌叢を想定し，それらをカバーできる必要最小限のスペクトラムを有する抗菌薬を選択することである．ただし，受傷部位が複数ある場合は，すべての創をカバーできる抗菌薬を投与する必要があるため，場合によっては広域抗菌薬の使用が推奨される．

投与にあたっては薬物動態学・薬力学（PK/PD）理論に基づき，選択した抗菌薬の効果を最大限に発揮できるように努めるべきである．わが国においては，特に時間依存性薬剤が不適切に少ない回数で使用される傾向があるように思われるが，これは耐性菌選択濃度域（mutant selection window）で推移する時間を長引かせ，菌の耐性化を促進することになりかねないため，厳に慎むべきである．

また，任務に伴う時間的制約，携行品の制限，および補給の不確実性も考慮しなければならないため，すべての薬剤を網羅的に準備することは困難である．したがって，最前線での使用を想定した場合，スペクトラムに関しては，任務の性質から想定されうるすべての受傷形態に対応したものを選択すべきであり，PK/PD理論からは濃度依存性で単回投与可能なものか，あるいは濃度依存性であっても半減期が長く，投与回数が少なくても耐性菌出現阻止濃度（mutantprevention concentration）を維持できる薬剤が選択される必要がある．さらには，剤型・製剤の種類に関しても，管理・補給・使用の容易なものが望ましい．

## III．受傷部位ごとの抗菌薬投与の1例（表1）

### 1）四 肢

第一に実施すべき感染予防処置は創の洗浄であり，状況が許すのであれば抗菌薬投与よりも優先して行うべきである[15]．四肢外傷で起因菌となりうるのはおもに皮膚常在菌であるグラム陽性球菌であり，薬剤としてはセファゾリン2 gを6〜8時間ごとに投与することが推奨されている[16]．なお，わが国の添付文書上では1日最大投与量は5 gまでとなっているが，体重70 kg以上の場合や失血がある場合などは血中濃度の低下が懸念されるため，通常よりも高用量での投与が推奨されている[17]．また，βラクタム系抗菌薬に既知のアレルギーがある場合はクリンダマイシンの投与を考慮する[18]．

**表1 受傷部位別の抗菌薬投与例**

| 受傷部位 | 抗菌薬 |
|---|---|
| 四肢 | セファゾリン2g　6〜8時間ごと静脈投与 |
| 中枢神経系 | セファゾリン2g　6〜8時間ごと<br>＋<br>メトロニダゾール500mg　8〜12時間ごと静脈投与 |
| 眼 | レボフロキサシン500mg<br>or　　　　　　　1日1回　経口投与<br>モキシフロキサシン400mg |
| 顎顔面および頸部 | セファゾリン2g　6〜8時間ごと静脈投与 |
| 胸部 | セファゾリン2g　6〜8時間ごと<br>＋<br>メトロニダゾール500mg　8〜12時間ごと静脈投与 |
| 腹部 | ertapenem1g<br>or　　　　　　　1日1回　静脈投与<br>モキシフロキサシン400mg |

　グラム陰性菌をカバーするためにフルオロキノロン系およびアミノグリコシド系抗菌薬を投与するメリットはあきらかではなく，多剤耐性菌の出現リスクとなるため推奨されない．アミノグリコシド系抗菌薬については，戦傷者から分離された耐性菌株に対して単剤で有効なものはなく，また，急性腎不全のリスクが高い循環血漿量減少を伴う重症例に対しては薬剤性腎障害も懸念される[19, 20]．

　*Clostridium perfringens*によるガス壊疽や，*Streptococcus pyogenes*による壊死性筋膜炎・髄膜炎などのリスクも懸念されるが，これらはセファゾリンによってカバーされるため，あえてペニシリンを追加投与する必要はない[10, 21, 22]．これらの予防のためには遷延縫合などの外科的処置が重要となる．

### 2) 中枢神経系

　戦傷者の穿通性頭部外傷後の感染性合併症発生率は，一般人の1〜5％に対して4〜11％と高く[23]，また，抗菌薬が使用される以前の発生率は58.8％にものぼるとの記録がある[24]ことから，積極的な予防抗菌薬の使用が推奨される．主たる起因菌は*Staphylococcus aureus*であるが，嫌気性菌の影響も無視できないことから，セファゾリン2gを6〜8時間ごとに投与することに加え，メトロニダゾール500mgを8〜12時間ごとに経静脈投与することが推奨される[16, 25]．

　脊髄損傷に関しては，0〜32％に感染性合併症が発生すると報告されており，特に腸管損傷が合併した場合にそのリスクが上昇することが報告されている[26〜28]．したがって，通常はグラム陽性菌を念頭においたセファゾリン2gを6〜8時間ごとが推奨されるが，腸管損傷が懸念される場合は嫌気性菌を想定し，メトロニダゾール500mgを8〜12時間ごと追加すべきである[16]．

### 3) 眼

　穿通性眼外傷では，眼内炎が問題となりうる．予防としては，フルオロキノロン系抗菌薬の有効性が示されており，レボフロキサシン500mgあるいはモキシフロキサシン400mgを1日1回経口投与することが推奨される[29, 30]．なお，後方視的検討ではあるが，予防抗菌薬の投与により，眼内異物の摘出まで時間を要する場合でも良好な視機能予後が得られることが報告されている[31]．

### 4) 顎顔面および頸部

　外傷症例ではないものの，顎顔面領域の術後感染予防に抗菌薬予防投与が有効であることが無作為化比較試験で示されている[32]．投与する薬剤としては，6〜8時間ごとにセファゾリン2gを投与することが推奨され[33]，βラクタム系抗菌薬に対するアレルギーなどで使用できない場合は，クリンダマイシン600mgを8時間ごとに投与することが推奨される[34]．

## 5）胸　部

　胸部外傷後の感染性合併症は，食道損傷を合併しているかどうかで想定すべき起因菌が異なる．合併した場合は *Bacteroides* 属や *Clostridium* 属といった嫌気性菌を考慮する必要があり[35]，セファゾリン2gを6〜8時間ごとに投与することに加え，メトロニダゾール500 mgを8〜12時間ごと投与することが推奨される[36,37]．

## 6）腹　部

　腹部外傷では，消化管損傷の合併により創部および腹腔内が汚染されることで高率に感染性合併症を発生しうるが，予防抗菌薬の効果については未だエビデンスが得られていない[38]．しかしながら，非外傷手術ではあるものの，大腸および直腸の手術の術後感染予防としてカルバペネム系薬剤ertapenem 1 g 1日1回投与の有効性が無作為化比較試験で示されており，現時点では最も推奨されるレジメンであるといえる[39]．また，腹腔内感染症に対するモキシフロキサシン400 mg 1日1回経静脈投与の有効性も示されていることから[40]，代替の薬剤として検討可能であろう．なお，ertapenemは国内未承認であるので，事態対処医療ではほかのカルバペネム系薬剤を選択されたい．

## Ⅳ．前線における抗菌薬投与

　米軍で広く用いられている戦傷救護のガイドラインであるTCCCガイドラインのなかでは，前線において極力早期にすべての開放創を有する負傷者に対して予防抗菌薬を投与することが示されている．投与する薬剤としては，経口投与可能な負傷者に対してはモキシフロキサシン400 mgを1日1回経口投与し，経口投与不能であればertapenem 1 gを1日1回経静脈投与あるいは筋肉内注射することが推奨されている[20,41,42]．なお，薬剤の選択にあたっては，想定すべき病原体に対する抗菌活性スペクトラムのみならず，暑熱や寒冷といった厳しい環境における保管の容易性，補給・使用の利便性も考慮されている．また，いったん作戦が開始されたならば，いつ終わるとも知れない状況のなかで限られた携行品を用いて最大限の救護活動をしなければならないため，容積・重量といった点も大きく影響している[41〜43]．

　これらの抗菌薬投与による感染性合併症予防効果について明確なエビデンスはないが，多剤耐性菌発生のリスク上昇や薬剤による有害事象は報告されていない．したがって，受傷部位ごとに示されている抗菌薬予防投与の有効性を考慮すれば，すべての戦傷を対象にしなければならない戦闘の最前線において，これらの抗菌薬を投与することのメリットは決して小さいものではないであろう．

## おわりに

　前線における抗菌薬予防投与の効果は限定的であり，外傷の感染制御には外科的処置が最も重要である．事態対処外傷救護においては，負傷者の搬送に制約が加わる状況を生起させないことが肝要であり，任務計画の段階で，包括的かつ綿密な救護計画を立てておくことが望ましい．

### 文　献

1）Hospenthal DR, et al.：Infection prevention and control in deployed medical treatment facilities. J Trauma 2011；71：S290-298.
2）Belmont PJ, et al.：Epidemiology of combat wounds in Operation Iraqi Freedom and Operation Enduring Free-dom: orthopaedic burden of disease. J Surg Orthop Adv 2010；19：2-7.
3）Owens BD, et al.：Combat wounds in operation Iraqi Freedom and operation Enduring Freedom. J Trauma 2008；64：295-299.
4）Murray CK：Epidemiology of infections associated with combat-related injuries in Iraq and Afghanistan. J Trauma 2008；64：S232-238.
5）Wolf SE, et al.：Comparison between civilian burns and combat burns from Operation Iraqi Freedom and Opera-tion Enduring Freedom. Ann Surg 2006；243：786-792.
6）Murray CK, et al.：Infections in combat casualties during Operations Iraqi and Enduring Freedom. J Trauma 2009；66：S138-144.
7）Murray CK, et al.：Infectious complicating the care of combat casualties during Operations Iraqi Freedom and Enduring Freedom. J Trauma 2011；71：S62-73.
8）Tribble DR, et al.：Infection-associated clinical outcomes in hospitalized medical evacuees following traumatic injury: trauma

infectious disease outcome study. J Trauma 2011；71：S33-42.

9) Feltis JJ：Surgical experience in a combat zone. Am J Surg 1970；119：275-278.

10) Hoff WS, et al.：EAST Practice Management Guidelines Work Group: update to practice management guide-lines for prophylactic antibiotic use in open fractures. J Trauma 2011；70：751-754.

11) Al-Arabi YB, et al.：The effect of the timing of antibiotics and surgical treatment on infection rates in open long-bone fractures: a 9-year prospective study from a district general hospital. Injury 2007；38：900-905.

12) Brown KV, et al.：Infectious complications of combat-related mangled extremity injuries in the British military. J Trauma 2010；69：S109-115.

13) Murray CK, et al.：Efficacy of point-of-injury combat antimicrobials. J Trauma 2011；71：S307-313.

14) Committee on Tactical Combat Casualty Care：TCCC Guidelines for Medical Personnel. 2017. http://cotccc.com/wp-content/uploads/TCCC-Guidelines-for-Medical-Personnel-170131.pdf（Accessed on July 18, 2017）

15) Gerhardt RT, et al.：The effect of systemic antibiotic prophylaxis and wound irrigation on penetrating combat wounds in a return-to-duty population. Prehosp Emerg Care 2009；13：500-504.

16) Hospenthal DR, et al.：Executive summary: Guidelines for the prevention of infections associated with combat-related injuries: 2011 update: endorsed by the Infectious Diseases Society of America and the Surgical Infection Society. J Trauma 2011；71：S202-209.

17) Forse RA, et al.：Antibiotic prophylaxis for surgery in morbidly obese patients. Surgery 1989；106：750-757.

18) Vasenius J, et al.：Clindamycin versus cloxacillin in the treatment of 240 open fractures. A randomized prospec-tive study. Ann Chir Gynaecol 1998；87：224-228.

19) Petersen K, et al.：Trauma-related infections in battlefield casualties from Iraq. Ann Surg 2007；245：803-811.

20) Weintrob AC, et al.：Natural history of colonization with gram-negative multidrug-resistant organisms among hospitalized patients. Infect Control Hosp Epidemiol 2010；31：330-337.

21) Hauser CJ, et al.：Surgical Infection Society guideline: prophylactic antibiotic use in open fractures: an evi-dence-based guideline. Surg Infect（Larchmt）2006；7：379-405.

22) Stevens DL, et al.：Comparison of clindamycin, rifampin, tetracycline, metronidazole, and penicillin for effica-cy in prevention of experimental gas gangrene due to Clostridium perfringens. J Infect Dis 1987；155：220-228.

23) Antibiotic prophylaxis for penetrating brain injury. J Trauma 2001；51：S34-40.

24) Whitaker R：Gunshot wounds of the cranium: With special reference to those of the brain. Br J Surg 1916；3：708-735.

25) Bayston R, et al.：Use of antibiotics in penetrating craniocerebral injuries. "Infection in Neurosurgery" Working Party of British Society for Antimicrobial Chemotherapy. Lancet 2000；355：1813-1817.

26) Heary RF, et al.：Thoracolumbar infections in penetrating injuries to the spine. Orthop Clin North Am 1996；27：69-81.

27) Kihtir T, et al.：Management of transperitoneal gunshot wounds of the spine. J Trauma 1991；31：1579-1583.

28) Quigley KJ, et al.：The role of debridement and antibiotics in gunshot wounds to the spine. J Trauma 2006；60：814-819.

29) Hariprasad SM, et al.：Vitreous and aqueous penetration of orally administered moxifloxacin in humans. Arch Ophthalmol 2006；124：178-182.

30) Sakamoto H, et al.：Aqueous and vitreous penetration of levofloxacin after topical and/or oral administration. Eur J Ophthalmol 2007；17：372-376.

31) Colyer MH, et al.：Delayed intraocular foreign body removal without endophthalmitis during Operations Iraqi Freedom and Enduring Freedom. Ophthalmology 2007；114：1439-1447.

32) Becker GD, et al.：Cefazolin prophylaxis in head and neck cancer surgery. Ann Otol Rhinol Laryngol 1979；88：183-186.

33) Johnson JT, et al.：Cefazolin vs moxalactam? A double-blind randomized trial of cephalosporins in head and neck surgery. Arch Otolaryngol Head Neck Surg 1986；112：151-153.

34) Johnson JT, et al.：Comparison of ampicillin/sulbactam versus clindamycin in the prevention of infection in patients undergoing head and neck surgery. Head Neck 1997；19：367-371.

35) Schnuriger B, et al.：Microbiological profile and antimicrobial susceptibility in surgical site infections follow-ing hollow viscus injury. J Gastrointest Surg 2010；14：1304-1310.

36) Sanabria A, et al.：Prophylactic antibiotics in chest trauma: a meta-analysis of high-quality studies. World J Surg 2006；30：1843-1847.

37) Löfmark S, et al.：Metronidazole is still the drug of choice for treatment of anaerobic infections. Clin Infect Dis 2010；50：S16-23.

38) Brand M, et al.：Prophylactic antibiotics for penetrating abdominal trauma. Cochrane Database Syst Rev 2013：CD007370.

39) Itani KM, et al.：Ertapenem versus cefotetan prophylaxis in elective colorectal surgery. N Engl J Med 2006；355：2640-2651.

40) Weiss G, et al.：Moxifloxacin for the treatment of patients with complicated intra-abdominal infections（the AIDA study）. J Chemother 2009；21：170-180.

41) Butler FK Jr, et al.：Tactical combat casualty care 2007: evolving concepts and battlefield experience. Mil Med 2007；172：1-19.

42) Murray CK, et al.：Antibiotics use and selection at the point of injury in tactical com-bat casualty care for casualties with penetrating abdominal injury, shock, or unable to tolerate an oral agent. J Special Op Med 2005；56-61.

43) Parker PJ：Pre-hospital antibiotic administration. J R Army Med Corps 2008；154：5-6.

（小岩井和樹）

◆各 論　B. 事態対処外傷の基本

# 1　爆　傷

## Check Point

❶ 爆傷の病院前救護は事態対処外傷救護そのものである．
❷ 爆傷は衝撃波損傷，鋭的損傷，鈍的損傷などがあわさった複合損傷である．
❸ 急性期の致死的損傷は迷走神経反射を含めた爆傷肺といわれる．

　近年，世界における爆傷の死者や傷者数は2000年以降，年々著しく増加している[1,2]（図1）[1]．海外でテロリズムの手段として最も多く使われているのは爆弾・爆発物である．わが国においては現在のところ，事例は幸運にも多いとはいえないが，爆弾テロが絶対にないとはいえず，安閑としてはいられない世界情勢でもある．むしろ，国内の蓋然性からいっても，ほかのNBCによるテロと比較して，爆弾・爆発物によるテロは最も警戒しなければならないものと思料する．爆傷は一次から四次まで多岐に渡る受傷機転があわさることで複雑な病態を呈し，究極の複合型外傷といえる[3]．日本の医療関係者は今まで経験が少ないことからも，爆傷患者の救急救護の具体策を十分に考えておく必要がある[1]．

## Ⅰ．国内外の爆傷事例

　世界では2004年のマドリード列車爆破テロ[4]，2005年のロンドン同時多発テロ[5]，2006年のテルアビブ自爆テロ[6]，2008年のインド・ムンバイ同時多発テロ，2010年のモスクワ地下鉄テロ，さらに2015年にはパリ同時多発テロ（銃撃を含む）が発生し，爆弾によるテロリズムが頻発している．また，

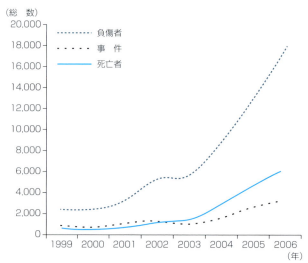

図1　全世界でテロ攻撃に伴う爆傷者数は，著しく増加傾向にある
〔Wolf SJ, et al.：Blast injuries. Lancet 2009；374：405-415. より引用・改変〕

近年のイラクやアフガニスタンでの戦争においては，武装勢力が即席爆発装置（improvised explosive device：IED）を道路脇などに仕掛けて至近距離で爆発させ，米軍兵士の死傷者が急増している．

国内でも1974年に東京都千代田区丸の内の三菱重工ビルで爆破テロが起こり[7]，385人が重軽傷を負い，8人が死亡した．また，爆傷は事故によっても発生する．2007年6月19日に発生した渋谷の温泉施設爆発事故では10人以上が重軽傷を負い，3名が死亡している．さらに化学工場の爆発事故として，2012年4月22日の三井化学岩国大竹工場爆発事故では22名が負傷して1名が死亡し，2014年1月9日の三菱マテリアル四日市工場爆発火災では5名が死亡する事故が発生している．

## Ⅱ．爆発とは何か

爆発は急激な圧力の発生やその圧力が解放されることによって起こる急激なガスの膨張現象によって発生する．爆発には高圧ガスの放出のような物理的変化による爆発（物理的爆発）と可燃性ガスの燃焼のような化学的変化による爆発（化学的爆発）があるが，爆発物テロの大半が化学的爆発によるものといえる．

化学的爆発には爆燃（ばくねん）と爆轟（ばくごう）という2つの燃焼形態がある[8]．爆燃は爆発的な燃焼のことであり，その燃焼速度は音速に達することはなく，衝撃波を伴うことは通常ない．一方の爆轟は衝撃波を伴う燃焼のことであり，その燃焼速度は毎秒数千mに達し，衝撃波と一体となって超音速で伝播していく．そのため，発生する圧力（爆轟圧力）は数10万気圧に達し，破壊効果はきわめて大きくなる．このことより，爆轟を起こす爆発物を爆轟性物質，爆轟を起こさない物質を爆燃性物質とよぶ．

爆轟性物質の代表例はトリニトロトルエン（trinitrotoluene：TNT）などの高性能爆薬であり，爆燃性物質の代表例は花火の原料である黒色火薬などがある．爆轟物質に比較して，爆燃物質である黒色火薬は，爆発のエネルギーは低いものの，金属容器などに充填されて密閉状態にすると，爆発時の威力は数千気圧に上昇する．炸裂した際の破片は超音速の飛散物となって人体を襲い，燃焼によって急激な温度上昇も発生するためさまざまな外傷が発生する．

## Ⅲ．爆傷の受傷機転分類

爆傷は受傷機転によって一次爆傷，二次爆傷，三次爆傷，そして四次爆傷に分類される[9]．

体表面に外傷痕がなく，特徴的な一次爆傷は衝撃波による損傷であり，対象臓器は肺，脳，消化器，鼓膜（聴覚器官）などである．爆発が起こると衝撃波がまず人体を襲い，体表面を通過して深部の臓器を損傷させる．爆傷で即死した症例は，衝撃波による爆傷肺などの胸部損傷に起因しているといわれる．

二次爆傷は爆発で飛来した物体による損傷で，貫通創，刺創，あるいは杙創などが生じる．また，三次爆傷は爆風で負傷者が飛ばされ，地面や壁に衝突することで生じる鈍的損傷である．さらに四次爆傷はそのほかの損傷であり，熱傷，化学損傷，放射線傷害などがあげられる．放射性物質が爆弾に搭載されていれば，ダーティー・ボム（dirty bomb）といわれる．

分類上は一次から四次まで分かれるが，損傷はほぼ同時に発生するといって過言ではない．そのなかでも衝撃波による損傷は，体表面に外傷痕がなくても損傷をもたらす．さらに，爆傷は複合型の外傷であり，一瞬で多数の負傷者を発生させる可能性がある恐ろしい外傷といえる[10]．

## Ⅳ．爆傷と米軍兵士

爆傷の医学データは約10年前までは少なく，米国においても本腰を入れて研究されるようになったのは2007年以降で，イラクやアフガニスタンで爆傷を負った米軍兵士が著しく増加したためである．特に，帰国して数か月経過した米軍兵士が精神症状を呈する軽症頭部爆傷（mild traumatic brain injury：MTBI）が数多く含まれ，社会的な問題になっている．

爆傷を経験した兵士の4.9％が意識消失，10.3％が異常な精神状態を経験し，記憶障害，集中力低下，人格変化などの症状が出現するといわれる[11]．戦場でのケースの大半（70％以上）は1次爆傷によるもので体表面に外傷痕がなく，脳CTでは画像上異常所見が認められないといわれる．音速を超える爆風によって発生した衝撃波による傷害であるが，詳細なメカニズムはいまだ解明されていない．治療が遅れると症状が固定しやすく，脳機能の回復にはリハビリテーションも重要といわれる．現在では，米国のみならず，北大西洋条約機構（North Atlantic Treaty Organization：NATO）の国々においても，疫学研究などの多くの臨床研究と基礎研究が実施されている．

## Ⅴ．爆傷の救急救護

爆傷に対する救急救護の活動方針は四次爆傷のように特別な対応が必要になる可能性もあるが，本項では外傷救護という観点から救急救護について述べたい．爆傷に対する初期救護と救命処置は，このテキストに記載されている事態対処外傷救護そのものといって過言でない．すなわち，米国でいうTEMS（tactical emergency medical support）の日本版である事態対処医療のなかの"事態対処外傷救護"に則って行うのが基本的な考え方である．

近年，米国ではハートフォードコンセンサスの概念が浸透しつつある．すなわち，市民，ファーストレスポンダーによる四肢出血からの早期止血が重要という概念である．多数殺傷者の出血死を防いで生存性を高めるために，国家としての政策作成のための合同委員会が開催され，「ハートフォードコンセンサス」が発表された．米国のコネチカット州にあるハートフォード病院で開催された第1回ハートフォードコンセンサスは，第2回，第3回と回を重ねることで，その目標が早期の出血の制御をファーストレスポンダーに義務づけることとなった．ターニケットや止血資材の使用に関する教育を，一般人，ファーストレスポンダー，救急隊員に対して普及させ，米国における通常の救急医療体制において，どこでもターニケットを使用できるように，整備が進行している．米軍の13年間で6,800人の犠牲者から得られた事態対処外傷救護（tactical combat trauma care：TCTC）の教訓，知恵，技能が，民間の救急医療に生かされることが米国社会で求められているのである．

## Ⅵ．爆傷の医学研究

米国などの国においては実際の爆薬などによる爆発（実爆）近くに小動物を置く研究が行われているが，わが国においては動物倫理上の問題から，実爆を用いた動物実験は厳しく規制されている．このような状況から，日本における in vivo の爆傷医学研究を行うことはむずかしかった．防衛医科大学校では，レーザー誘起衝撃波（laser-induced shock wave：LISW）を利用して，マウスやラットなどの小動物を用いた一次爆傷モデルを開発した[12]．本研究手法は研究室レベルで実施できる画期的な爆傷モデルと考えている．本研究はレーザー光を固体材料（ターゲット）に照射して誘起されるLISWを用いたものであり（図2）[12]，レーザー光の強度，ターゲットの大きさ，そして焦点サイズを変えることによって，重症度を決めることができる．また，他国の爆薬を用いた動物実験と比べて，さまざまな形態の局所損傷を再現性よく，室内で作製できる長所がある．われわれは一次爆傷で即死の原因となる爆傷肺，あるいはMTBIについて，LISWを用いて研究している．図3[12]はマウスモデルを用いてわれわれが実施した一次胸部爆傷の実験結果である[12]．受傷直後から爆傷の3徴といわれる血圧低下，心拍数減少，動脈血中酸素飽和度の低下が一過性に認められ，迷走神経反射による現象と考えている．特に血圧の低下が即死の原因になっていると思われ，ノルアドレナリンの投与が救命効果を示した[13]．MTBIについては，頭部のみならず胸部爆傷が影響する研究結果も出ており[14]，LISWを用いた爆傷研究を精力的に実施している[15〜17]．

さらに，2017年度からは世界的にオーソライズされている空気圧隔差に基づく大型ショックチュー

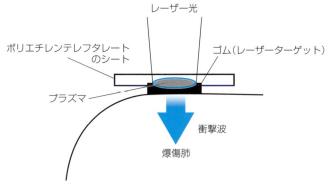

**図2** LISWを用いた肺損傷マウスモデル
YAGレーザー：532mmナノセカンドのレーザーパルス
〔Satoh Y, et al.：Pulmonary blast injury in mice: a novel model for studying blast injury in the laboratory using laser-induced stress waves. Lasers Surg Med 2010；42：313-318. より引用・改変〕

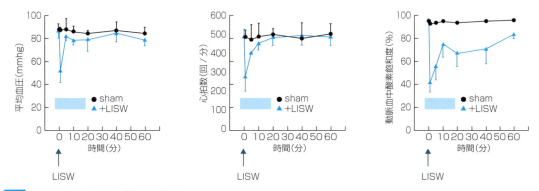

**図3** LISWダメージ後の生理学的変化
〔Satoh Y, et al.：Pulmonary blast injury in mice: a novel model for studying blast injury in the laboratory using laser-induced stress waves. Lasers Surg Med 2010；42：313-318. より引用・改変〕

ブ[18～21]，いわゆるブラストチューブを用いて研究を開始している．装置の概要を図4に示した．LISWでは中動物を用いた研究はできないため，ヒトに役立たせるためには本校に設置したブラストチューブを用いた医学研究が必須と考えている．このブラストチューブは室内に設置しており，振動の緩和と防音に優れており，特に爆風が発生した瞬間に衝撃波管が逆方向に動くことで横振動を緩和している（図5）．爆傷医学研究のためのわが国初のブラストチューブであるが，日本のハイテクノロジーを駆使した機能を有しており，世界でも有数といえる爆傷医学研究装置の誕生といえる．防衛医科大学校では，今後も爆傷に関する基礎的な学術研究を実施して，爆傷の防御と治療に役立つ研究を行っていく予定である．

## おわりに

現在，防衛医科大学校では爆傷研究に力を入れている．国際貢献が任務の1つである自衛隊員にとって，対策を立てなければならない喫緊の課題といえる．受傷時における救命医療と軽症頭部爆傷などの防御に関する医学研究の結果を，すぐにでも現場に役立たせる必要性があるものと考える．損傷を防ぐためのハイテク防護服の検証と開発も重要である．防衛省・自衛隊の各研究機関の支援と協力を基盤に，先行している米国およびNATO諸国の爆傷研究に追いつき，独創性のある研究を行っていきたい．爆発物の探知と警護についてもきわめて重要であるが，万が一にも起きてはならない爆弾・爆発物のテロが発生した際に爆傷救護・治療に関する十分な体制を整えておく必要があり，国民の安全と安心に貢献できる医療体制の確立が望まれる．

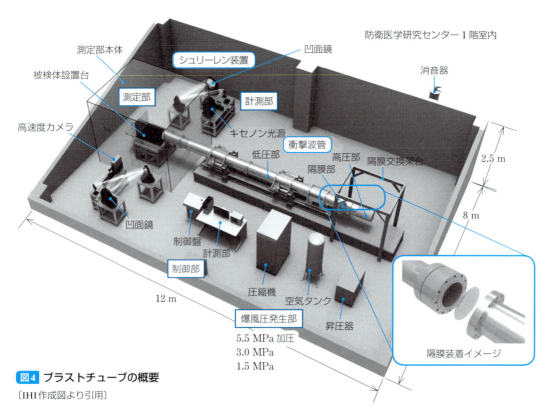

**図4** ブラストチューブの概要
〔IHI作成図より引用〕

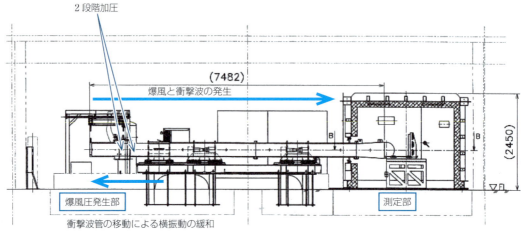

**図5** ブラストチューブの側方断面図
〔IHI作成図より引用〕

### 文献

1) Wolf SJ, et al.：Blast injuries. Lancet 2009；374：405-415.
2) 齋藤大蔵：爆傷の特徴と医療・医学. CBRNE[2] protection Magazine 2015；004：14-17.
3) DePalma RG, et al.：Blast injuries. N Engl J Med 2005；352：1335-1342.
4) Turégano-Fuentes F, et al.：Injury patterns from major urban terrorist bombings in trains: the Madrid experience. World J Surg 2008；32：1168-1175.
5) Aylwin CJ, et al.：Reduction in critical mortality in urban mass casualty incidents: analysis of triage, surge, and resource use after the London bombings on July 7, 2005. Lancet 2006；368：2219-2225.
6) Pinkert M, et al.：Primary triage, evacuation priorities, and rapid primary distribution between adjacent hospitals--lessons learned from a suicide bomber attack in downtown Tel-Aviv. Prehosp Disaster Med 2008；23：337-341.
7) Asai Y, et al.：Terrorism in Japan. Prehosp Disaster Med 2003；18：106-114.
8) 中山良男：爆発物の爆発現象とテロ時の避難距離. CBRNE[2] protection Magazine 2016；008：4-8.

9) Elsayed NM, et al.：Explosion and blast-related injuries: Effects of explosion and blast from military operations and acts of terrorism. Academic Press, 2012.

10) 布施　明, 他：爆発損傷（爆傷）に対する医療対応：本邦での備えは万全か？日本外傷学会雑誌 2011；25：333-347.

11) Hoge CW, et al.：Mild traumatic brain injury in U.S. Soldiere returning from Iraq. New Engl J Med 2008；358：453-463.

12) Satoh Y, et al.：Pulmonary blast injury in mice: a novel model for studying blast injury in the laboratory using laser-induced stress waves. Lasers Surg Med 2010；42：313-318.

13) Miyawaki H, et al.：Noradrenalin effectively rescues mice from blast lung injury caused by laser-induced shock waves. Intensive Care Med Exp 2015；3：32.

14) Miyazaki H, et al.：Thoracic shock wave injury causes behavioral abnormalities in mice. Acta Neurochir（Wien）2015；157：2111-2120.

15) Hagisawa K, et al.：Fibrinogen gamma-chain peptide-coated, ADP-encapsulated liposomes rescue mice from lethal blast lung injury via adenosine signaling. Crit Care Med［in press］.

16) Sato S, et al.：Real-time optical diagnosis of the rat brain exposed to a laser-induced shock wave: observation of spreading depolarization, vasoconstriction and hypoxemia-oligemia. PLoS One 2014；9：e82891.

17) Kurioka T, et al.：Characteristics of laser-induced shock wave injury to the inner ear of rats. J Biomed Opt 2014；19：125001.

18) Bass CR, et al.：Pulmonary injury risk assessment for short-duration blasts. J Trauma 2008；65：604-615.

19) Mediavilla Varas J, et al.：Physics of IED blast shock tube simulations for mTBI research. Front Neurol 2011；2：58.

20) Shridharani JK, et al.：Porcine head response to blast. Front Neurol 2012；3：70.

21) Zhu F, et al.：Some considerations on the threshold and interspecies scaling law for primary blast-induced traumatic brain injury: A semi-analytical approach. J Mechan in Med Biol 2013；13：doi.org/10.1142/S0219519413500656.

（齋藤大蔵）

◆各論　B. 事態対処外傷の基本

# 2 耐弾時鈍的外傷

**Check Point**

1. 防弾チョッキの着用者が被弾した場合の耐弾時鈍的外傷では，外見から内臓損傷や重症度を測ることができない．
2. 近年の研究から，防弾チョッキ着用時の被弾による致死的要因として肺挫傷が示唆されている．
3. 防弾チョッキの着用者の被弾を疑う場合には，速やかな全身CT撮影による診断，重症度の判定および治療開始が必要である．

　自衛官，海上保安官，警察官，警備員ほか，テロリスト対策や警備活動などを行う職業人たちは，銃器による攻撃から身を守るために防弾チョッキを着用する．防弾チョッキの性能向上から，弾が防弾チョッキを貫通する事例は減少傾向にある[1]．一方で，弾が止まるにもかかわらず，停弾により生じる衝撃が人体を死傷させることが報告されている[2]．この衝撃による人体への悪影響を，欧米では耐弾時鈍的外傷（behind armor blunt trauma：BABT）という[1～4]．この現象は1978年のCarroll[5]らの報告以来注目されている．防弾チョッキが弾の貫通を防いでも，衝撃が防弾チョッキの後面および人体に伝わり，皮膚や胸部臓器の損傷を生じる．皮膚損傷，肺挫傷，心臓挫傷などが報告されている[6]．

## Ⅰ．防弾チョッキの認可基準

　防弾チョッキの認可基準として米国司法研究所（National Institute of Justice：NIJ）の基準（NIJ基準）が普及している[7]．表1[8]にNIJ基準の変遷を示す．1972年にNIJ基準の0101.00版が発刊されているが，ここには「鈍的外傷（blunt trauma）」の記載はない．1978年に0101.01版が発刊され，「後面痕跡（backface signature：BFS）」が記載される．1987年の0101.03版にはBFSの計測法が記載される．その後，0101.04版，0101.06版が発刊されている．2017年1月現在，0101.06版から0101.07版への改訂が予定されている[9,10]．0101.05版は検索の限り見当たらない．

**表1 米国NIJ基準の変遷**

| 年 | 基準 | 備考 |
|---|---|---|
| 1972 | 0101.00 | 鈍的外傷の記載なし |
| 1978 | 0101.01 | BFSの記載 |
| 1985 | 0101.02 | |
| 1987 | 0101.03 | BFSの計測法記載 |
| 2000 | 0101.04 | |
| 2008 | 0101.06 | |
| 2018～？ | 0101.07 | |

〔藤田真敬，他：耐弾時鈍的外傷と次世代防弾チョッキ．防衛衛生 2010；57：151-155．より引用・改変〕

1992年に米国技術評価局からNIJ基準の理由や変遷に関する報告[11]と補遺[12]が発刊されている．この補遺[12]によれば，1975年米国陸軍エッジウッド兵器工場のMetkerら[13]は，防弾チョッキの後面の変形と生体に及ぶ衝撃との関係について，羊を用いて実験した．防弾チョッキの被弾部後面には大きな変形が生じ，エネルギーが生体に伝わると記されている．羊に7枚重ねのケブラー29製防弾チョッキを着用させて，7 inch .38キャリバーマンバレルという銃（当時のピストルの名前）に.38キャリバー158グレイン（弾の名称）を充填して射撃を行っている．防弾チョッキの後面に粘土（Roma Plastilina #1 clay）を置いた場合に被弾により生じる陥凹をBFSと規定している．

射撃後24時間生存した羊のデータについてBFSは，47.4 ± 3.3 mm（平均値±標準偏差）とある．安全域を考慮のうえ，47.4 − 3.3 ＝ 44.1 ≒ 44 mmを基準値としている．

これらの経緯は一部の専門家以外は知ることがむずかしかったが，2012年に経緯が報告[14]され広く知られるようになった．

## II．後面痕跡の歴史

表2[8]にNIJ基準と検証に用いる弾のエネルギーを示す．0101.01版で決められているBFS 44 mmを決めた論文[13]から，弾の運動エネルギーを計算した．

$$E = 1/2 \times M \times V^2$$
ただし，$E$：エネルギー（Joule），$M$：重量（kg），$V$：速度（m/s）

0101.01版の基準を決めた実験では，ピストルが使用されており，弾の重量は10.2 g，速度は250.7 m/sから，運動エネルギーは321 Jouleとなる．0101.06版[7]でType IIIに合格するにはライフル銃が使用され，弾の重量は9.6 g，速度は847 m/sから運動エネルギーは3,444 Jouleとなる．ライフル銃の弾の運動エネルギーはピストルの10倍を超える．同じ重さと速度でも，衝突時の弾の変形速度により衝撃の大きさは異なり，正確な比較には弾の密度や物性を考慮する必要もある（鉄と雪では体の受ける衝撃の強さが異なる）が，10倍違う運動エネルギーが防弾チョッキに衝突すれば，同じ凹み具合で弾が止まっても，後面に生じる衝撃波のエネルギーもやはり10倍前後の相違を生じるであろう．

戦闘やテロにおいて使用される銃器の多くはライフル銃に移行している．Hanlon[14]らの報告では，

### 表2 米国NIJ基準　検証の概要

| 基　準 | 弾 | 弾重量<br>(g) | 弾　速<br>(m/s) | エネルギー*<br>(Joule) |
|---|---|---|---|---|
| 0101.06<br>Type IIA | 9mmFMJ RN<br>.40 S&W FMJ | 8.0<br>11.7 | 373 ± 9.1<br>352 ± 9.1 | 557<br>725 |
| 0101.06<br>Type II | 9mmFMJ RN<br>.357Magnum JSP | 8.0<br>10.2 | 398 ± 9.1<br>436 ± 9.1 | 634<br>969 |
| 0101.06<br>Type IIIA | .357 SIG FMJ FN<br>.44Magnum SJHP | 8.1<br>15.6 | 448 ± 9.1<br>436 ± 9.1 | 813<br>1483 |
| 0101.06<br>Type III | 7.62mm FMJ M80 | 9.6 | 847 ± 9.1 | 3444 |
| 0101.06<br>Type IV | 30 caliber AP M2<br>AP | 10.8 | 878 ± 9.1 | 4163 |
| 0101.01 | 0.38 caliber<br>158 grain | 10.2 | 250.7 ± 4.17 | 321 |

*：エネルギー（Joule）＝ 1/2 × $m$(kg) × [$v$(m/s)]$^2$
〔藤田真敬，他：耐弾時鈍的外傷と次世代防弾チョッキ．防衛衛生 2010；57：151-155．より引用・改変〕

**表3** 防弾チョッキを着用させたブタの実射実験

| 年 | 論文 | 体重(kg) | 銃 | 概要 |
|---|---|---|---|---|
| 2007 | Gryth D, et al. スウェーデン | 43〜72 | AK47 | NIJ level Ⅲ＋，BFS＞40 mmで死亡率＞50 % |
| 2007 | Drobin D, et al. スウェーデン | 63 | AK4 | BFS 28 mmで喀血を伴う肺挫傷，心肺機能障害，脳波変化 |
| 2009 | Sondén A, et al. スウェーデン | 62 | AK4 | BFS 19 mmで血圧変動，動脈血酸素飽和度の変動軽度，喀血なし，肺挫傷なし，肋骨骨折(1/7) |
| 2010 | Prat N, et al. フランス | 49±6 | AK4 | 肺挫傷範囲は胸腔内最大圧と相関 |
| 2011 | Kunz SN, et al. ドイツ，スウェーデン | 58±4 | Sponge Round eXact iMpact, | 正面射撃死亡なし，側面射撃で死亡例あり |
| 2011 | Zhang B, et al. 中国 | 53±6 | 5.56 rifle | 脳障害マーカーは被弾後3時間で上昇 |

体重：平均±標準偏差
〔藤田真敬：防弾チョッキと生体防護．CBRNE² Protection Magazine 2016；3：36-37. より引用・改変〕

BFS 44 mmはピストルを対象とした防弾チョッキの安全基準であり，ライフル銃を対象とする場合には"別の基準"を考慮する必要性があるとされる．現在のところ，医学的な観点から安全を確保しうる"別の基準"はない．2007年の英国内務省科学開発部門の耐弾基準[15]はBFS 25 mmとされているが，この根拠は不明である．

## Ⅲ．防弾チョッキの被弾と生体防護

2007〜2011年に防弾チョッキを着用させたブタをライフル銃で射撃する実射実験が行われている（表3）[16〜22]．実戦闘における被弾時の生存率は不明であるが，全身麻酔下の生きたブタへの実射実験では，BFS 40 mmでは被弾後90分以内の死亡が50 %，BFS 34 mmでは60分以内の死亡が25 %である．死亡例では肺損傷とストーンハート（硬い心臓：心室細動後にみられる）を認めている[16]．BFS 28 mmでも喀血，心肺機能障害（被弾1分以内の平均血圧が116から一時的に91 mmHgへ低下），脳波変化をみる[17]．BFS 28 mmの防弾材にさらに衝撃緩衝材を追加し，BFS 19 mmに改良すると，被弾時の血圧変動は129から110 mmHgとなり，喀血はなく，皮下出血，肺挫傷も大きく緩和される．衝撃緩衝材は被弾時の胸腔内圧を91 %減衰すると報告されている[18]．

諸外国ではBFS 44 mmの基準に注目し，既に改善が行われている．NIJ level Ⅲ基準においてライフル銃による被弾時のBFS 1〜8 mmの性能をもつ防弾チョッキ[23]の市販も予定されており，防弾材の性能は大きく向上している．

## Ⅳ．耐弾時鈍的外傷の救急救護

### 診断・評価

防弾チョッキの着用者が被弾した場合の耐弾時鈍的外傷では，外見から内臓損傷や重症度を測ることができない．

## ② 初期対応

防弾チョッキの着用者の被弾を疑い，呼吸障害，意識障害を伴う場合には，気道確保，および，速やかな全身CT撮影が可能な施設への搬送が必要である．

## ③ 搬送後の注意事項

防弾チョッキの着用者の被弾を疑う場合には，速やかな全身CT撮影による診断，重症度の判定および治療開始が必要である．重症呼吸不全への対応が必要となる．

### おわりに

現状ではBFSとBABTのあきらかな相関関係は見出されておらず，BFSから生体防護能を明確に予測することはできない[24]．ライフル銃による停弾時の生体防護能の確認には既存の指標であるBFSを確認しつつ，ブタを用いたBABTの検証を同時に行う必要がある．

防弾チョッキの被弾停弾時に生じる衝撃波が引き起こすBABTのうち，最も頻度が高く致死的なものは肺挫傷とされる[25, 26]．肺容積の挫傷の割合が24％を超えると，死亡率が高い急性呼吸促迫症候群（acute respiratory distress syndrome：ARDS）に移行する危険性が高い[27]．ARDSの死亡率は40％以上である[28]．生体防護の核心は肺挫傷，肺出血という生体反応を如何に緩和するかである．ゼラチンのほか，生体模擬材によるさまざまな計測が試みられているにもかかわらず，これら理工学的データと医学的データとのリンクが確立されていないため，この分野において理工学者と医学者の連携ができないのが現状である．

本項は著者の既報[22, 8]をもとに最新情報を加えたものである．behind armor blunt trauma，backface signatureの邦訳はそれぞれ耐弾時鈍的外傷，後面痕跡として著者が提言した[8]．

### 文　献

1) Galbraith KA：Combat casualties in the first decade of the 21st century--new and emerging weapon systems. J R Army Med Corps 2001；147：7-14. http://jramc.bmj.com/content/jramc/147/1/7.full.pdf（Accessed on August 22, 2017）

2) Cannon L：Behind armour blunt trauma--an emerging problem. J R Army Med Corps 2001；147：87-96. http://www.ramcjournal.com/2001/wounds_of_conflict/cannon.pdf（Accessed on August 22, 2017）

3) Bass CR, et al.：Injury risk in behind armor blunt thoracic trauma. Int J Occup Saf Ergon 2006；12：429-442. http://archiwum.ciop.pl/19593（Accessed on August 22, 2017）

4) Merkle AC, et al.：Assessing behind armor blunt trauma（BABT）under NIJ standard-0101.04 conditions using human torso models. J Trauma 2008；64：1555-1561.

5) Carroll AW, et al.：A new nonpenetrating ballistic injury. Ann Surg 1978；188：753-757. https://www.ncbi.nlm.nih.gov/pmc/articles/PMC1397012/pdf/annsurg00359-0055.pdf（Accessed on August 22, 2017）

6) Wilhelm M, et al.：Injuries to law enforcement officers: the backface signature injury. Forensic Sci Int 2008；174：6-11.

7) National Institute of Justice, United States Department of Justice：Ballistic Resistance of Body Armor NIJ Standard--0101.06. 2008. https://www.nij.gov/publications/pages/publication-detail.aspx?ncjnumber=223054（Accessed on August 22, 2017）

8) 藤田真敬, 他：耐弾時鈍的外傷と次世代防弾チョッキ. 防衛衛生 2010；57：151-155.

9) Burton S：NIJ Raises the Bar for Body Armor Manufactures with NIJ Standard-0101.07. 2017. http://www.bodyarmornews.com/nij-standard-010107/（Accessed on August 22, 2017）

10) US National Institute of Justice：Body Armor Manufacturers Webinar Report. 2017. http://www.bodyarmornews.com/wp-content/uploads/2017/03/Body-Armor-Manufacturers-Webinar-Report.pdf（Accessed on August 22, 2017）

11) Office of Technology Assessment, Congress of the United States：Police Body Armor Standards and Testing. Vol.1, 1992. http://ota.fas.org/reports/9229.pdf（Accessed on August 22, 2017）

12) Office of Technology Assessment, Congress of the United States：Police Body Armor Standards and Testing. Vol.II--Appendix, 1992. http://ota.fas.org/reports/9230.pdf（Accessed on August 22, 2017）

13) Metker LW, et al.：A Method for determining backface signatures of soft body armors. Edgewood Arsenal Technical Report EB-TR-75029, United States Department of Army, 1975. http://www.dtic.mil/cgi-bin/GetTRDoc?AD=ADA012797&Location=U2&doc=GetTRDoc.pdf（Accessed on August 22, 2017）

14) Hanlon E, et al.：Origin of the 44-mm behind-armor blunt trauma standard. Mil Med 2012；177：333-339. http://www.arl.army.mil/arlreports/2012/ARL-RP-390.pdf（Accessed on August 22, 2017）

15) Croft J, et al.：HOSDB Body Armour Standards for UK Police（2007）--Part 2: Ballistic Resistance. United Kingdom Home Office Scientific Development Branch, 2007. http://images.vestguard.co.uk/resources/1364486403_72.pdf（Accessed on August 22, 2017）

16) Gryth D, et al.：Severe lung contusion and death after high-velocity behind-armor blunt trauma: relation to protection level. Mil

Med 2007 ; 172 ; 1110-1116.

17) Drobin D, et al. : Electroencephalogram, circulation, and lung function after high-velocity behind armor blunt trauma. J Trauma 2007 ; 63 ; 405-413.

18) Sondén A, et al. : Trauma attenuating backing improves protection against behind armor blunt trauma. J Trauma 2009 ; 67 ; 1191-1199.

19) Prat N, et al. : Intrathoracic pressure impulse predicts pulmonary contusion volume in ballistic blunt thoracic trauma. J Trauma 2010 ; 69 ; 749-755.

20) Kunz SN, et al. : Cardiac changes after simulated behind armor blunt trauma or impact of nonlethal kinetic projectile ammunition. J Trauma 2011 ; 71 ; 1134-1143.

21) Zhang B, et al. : Neurological, functional, and biomechanical characteristics after high-velocity behind armor blunt trauma of the spine. J Trauma 2011 ; 71 ; 1680-1688.

22) 藤田真敬 : 防弾チョッキと生体防護. CBRNE[2] Protection Magazine 2016 ; 3 ; 36-37.

23) NanoArmor LLC : NANOARMORTM. 2017. http://nanoarmor.com/（Accessed on August 22, 2017）

24) Carr DJ, et al. : Is behind armour blunt trauma a real threat to users of body armour? A systematic review. J R Army Med Corps 2016 ; 162 ; 8-11.

25) Miller PR, et al. : Acute respiratory distress syndrome in blunt trauma: identification of independent risk factors. Am Surg 2002 ; 68 ; 845-850.

26) Grimal Q, et al. : A high-frequency lung injury mechanism in blunt thoracic impact. J Biomech 2005 ; 38 ; 1247-1254.

27) Becher RD, et al. : An innovative approach to predict the development of adult respiratory distress syndrome in patients with blunt trauma. J Trauma Acute Care Surg 2012 ; 73 ; 1229-1235.

28) Villar J, et al. : The acute respiratory distress syndrome: incidence and mortality, has it changed? Curr Opin Crit Care 2014 ; 20 ; 3-9.

（藤田真敬）

◆各論　C. 外傷別レクチャー

# 1 頭部外傷

## Check Point

❶ 二次性脳損傷の進展を防ぐために，低血圧，低酸素症の処置を最優先する．
❷ 頭蓋内圧亢進症状を見極め，一刻も早く後送を行う．

　頭部外傷は文字どおり，頭部に外力が加わった結果として頭部の軟部組織，頭蓋骨，脳に損傷を負うことを意味する．外傷によって頭蓋腔が外界と交通をもつか否かによって，閉鎖性頭部外傷(closed head injury)と開放性頭部外傷(open head injury)に大きく分類される．また，受傷機転が加速・減速機序によるものを鈍的頭部外傷(blunt head injury)，低速でナイフなどの鋭利なものが刺入したり，高速の弾丸を被弾した際の外傷を穿通性頭部外傷(penetrating head injury)とよぶ．穿通性頭部外傷は常に開放性頭部外傷であり，頭蓋内感染(髄膜炎，脳炎)のリスクを伴う．
　病態生理の観点から，頭部外傷は一次性(primary)および二次性(secondary)損傷に分けられる．
　一次性損傷には頭皮挫創，頭蓋骨骨折，頭蓋内血腫，脳挫傷，びまん性軸索損傷などが含まれ，受傷した時点で組織・細胞が破壊されたり，さまざまな程度に損傷を受けた病態である．
　これに対して時間経過とともに進行する脳浮腫や脳腫脹，二次的な出血，頭蓋内圧亢進，脳ヘルニア，脳組織の虚血などが二次性損傷であり，低血圧，低酸素，貧血，発熱，電解質異常などの全身性の病態も二次性障害を引き起こす要因となる．
　一次性損傷は受傷時点で決定してしまうため，頭部外傷の治療はこの二次性損傷の進展をいかに抑制するかが重要なポイントであると考えられている．

## Ⅰ. 頭部外傷の救急救護

　事態対処外傷救護においては，ホットゾーン(総論A-2 ホットゾーン：脅威の排除と脱出参照)で頭部外傷そのものに対して行いうる処置はきわめて限定的であり，意識障害を伴うような重篤な穿通性頭部外傷は致命的と判断される．
　その後のコレクションポイント(総論A-3 ウォームゾーン：コレクションポイントにおける救命処置参照)における処置対応においては，頭部外傷の処置目的は「悪化の防止」であり，低血圧，低酸素症の処置が最優先である[1]．これはすなわち二次性脳損傷の進展抑制にほかならず，病院前に一過性の低酸素症あるいは低血圧のエピソードをもつ重症頭部外傷は予後が悪いことが通常診療の研究では確立されている[2]．
　戦術的野外救護(tactical field care)では酸素投与が困難であることが多いが，コールドゾーン(総論A-4 ウォームゾーンからコールドゾーンへ：後方への患者搬送参照)において酸素投与が可能な状況であれば低酸素症を避けるため，酸素飽和度90％以上を維持するように酸素投与を行う．酸素投与が困難な状況では，気道・呼吸管理を優先し，酸素飽和度90％以上の維持を目指す．補助換気が必要な場合でも，低酸素は防止しつつ過換気にすることは避ける．過換気は動脈血中の二酸化炭素分圧

99

の低下によって脳血管収縮をきたすため，脳血流低下による酸素供給不足を助長しかねず，通常は頭部外傷急性期の症例に対して行うべきではない．

頭部外傷単独では一般的にショックとならないが，少ない頻度で開放性静脈洞損傷や頭蓋底骨折に伴う頸動脈からの大量出血で出血性ショックをきたすことがあることに注意する[3]．頭部外傷が重症であるほど全身の凝固線溶系が破綻した状態に陥りやすいことが知られており[4]，頭部外傷を含む多発外傷では特に注意が必要である．いずれにしても頭部外傷患者に対する輸液では，収縮期血圧90 mmHg以下にならないことを目標にする．

## II．頭蓋内圧亢進と脳ヘルニア

概　要

二次性損傷で特に重要な病態は頭蓋内圧亢進である．脳は頭蓋骨という固い入れものによって守られている反面，頭蓋骨の大きさや形が決まっているために内部の圧力が高くなった際の逃げ道がなく，行き場を失って容易に脳ヘルニアに陥りその機能が破綻する．また頭蓋内圧 (intracranial pressure：ICP) は脳灌流圧 (cerebral perfusion pressure：CPP) と密接な関係にある．脳灌流圧は平均動脈圧 (mean arterial pressure：MAP) から頭蓋内圧を引いた値，すなわち CPP = MAP − ICP という関係式で定義される．したがって頭蓋内圧の上昇は脳灌流圧の低下を意味し，さらに，ショックによる低血圧の状態でかつ頭蓋内圧が亢進しているようなケースでは，脳灌流圧がきわめて低い状態に陥っていることがわかる．この場合，脳虚血によりさらに脳の機能破綻が助長されてしまうのである．

頭部外傷症例において頭部外傷が直接死因となるのは，一次脳幹損傷か，頭蓋内圧亢進から脳ヘルニア，脳死に至る場合である．前述したように，受傷時点で決定してしまった一次脳幹損傷は処置の施しようがない．したがって二次性脳損傷の進展抑制の観点から考えると，頭蓋内で起こっている頭蓋内圧亢進をいかに早く見極め，それに対処していくかが非常に重要である．事態対処外傷救護において，頭蓋内圧亢進に対して現場で行える処置はほとんどないに等しいため，救命の可能性があれば一刻も早く後送の対象とし，専門的な処置を受けさせることを判断しなければならない．

頭蓋内圧亢進により脳ヘルニアをきたした場合 (図1) の徴候としては，①意識障害，②動眼神経麻痺，③片麻痺，④Cushing徴候が重要である．

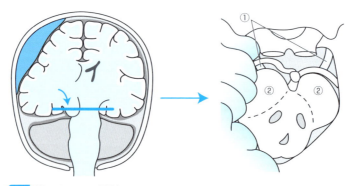

**図1　脳ヘルニアの解剖**
鉤ヘルニア．①：動眼神経　②：大脳脚

## ② 評価・診断

### 1）意識障害

意識の維持・覚醒と睡眠のサイクルの調節は，脳幹の上行性網様体賦活系（ascending activating system）が担っている．したがって，脳ヘルニアによって脳幹の圧迫が生じると意識障害をきたす．きわめて切迫した状況と考えられる事態対処外傷救護においては，通常診療で用いられるGCS（Glasgow Coma Scale）やJCS（Japan Coma Scale）よりも簡便なAVPU法を用いて意識レベルを評価する[1]（表1）．

### 2）動眼神経麻痺

動眼神経は脳幹最上部の中脳に神経核が存在し，中脳腹側から左右1本ずつ出て瞳孔括約筋や外眼筋，眼瞼挙上筋などに至る．したがって，脳ヘルニアによって脳幹最上部の中脳が圧迫されることで同側の動眼神経麻痺が生じ，瞳孔散大，対光反射の減弱あるいは消失，眼球の外転位（外転神経の作用による），眼瞼下垂などをきたす．これらは，負傷者の意識レベルにかかわらず他覚的に観察可能であるため，非常に有用な脳神経障害の所見である（図2）．

### 3）片麻痺

片麻痺はやはり脳幹最上部にある中脳大脳脚の圧迫による錐体路障害である．錐体路は大脳皮質運動野にはじまり，中脳大脳脚を下降したのち延髄で反対側に交叉する（錐体交叉）．したがって，ヘルニアによる圧迫が生じているのと反対側の上下肢に麻痺が出現する．このため典型例では，動眼神経麻痺によって瞳孔散大がみられるのと反対側の上下肢に麻痺を認める．

### 4）Cushing徴候

急激な頭蓋内圧亢進が生じた際に高血圧および徐脈をきたすことがあり，これをCushing徴候とよぶ．頭蓋内圧亢進による脳灌流圧低下は，脳血流量の低下による交感神経刺激を招き，全身の末梢血

表1 AVPU法

| A（alert） | 覚醒して見当識あり |
|---|---|
| V（verbal stimuli） | 声かけに反応 |
| P（painful stimuli） | 痛み刺激に反応 |
| U（unresponsiveness） | 反応なし |

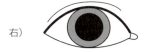 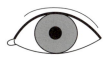

瞳孔散大，対光反射の減弱・消失

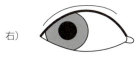 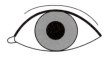

眼球の外転位

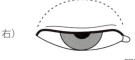 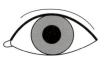

眼瞼下垂

図2 （右）動眼神経麻痺

管抵抗が増大し血圧が上昇する．この際に，上昇した血圧を維持しようとする働きによって心拍出量が低下し，心拍数の低下すなわち徐脈が起こる．

## 3 初期対応

### 1）コールドゾーンにおける頭蓋内圧亢進に対する緊急処置

　コールドゾーンにおいて，専門的医療機関への後送前に行いうるような頭蓋内圧亢進に対する緊急処置は下記のとおりである[5]．事態対処外傷救護においては常にスムーズな後送が可能な状況とは限らないため，これらの処置によって時間稼ぎを行う（buy time）．しかしながら，救命の可能性のある頭部外傷患者が頭蓋内圧亢進症状を呈している場合は，一刻も早く後送すべきであることを念頭におかねばならない．

・頭位挙上（30°）
・高張食塩水ボーラス投与（3％生理食塩水 300 mL を 20 分で投与など）
・過換気療法

　頭蓋内圧コントロールの目的で 30°の頭位挙上が有用であるが，30°を超えると脳灌流圧が低下するため注意が必要である[6]．高張食塩水のボーラス投与は血管内脱水になりにくく，血圧低下や過換気による過度の血管収縮をきたしにくいため脳灌流圧を維持しやすいと考えられている．3〜10％の高張食塩水急速投与に関する報告があるが，そのいずれにおいても高張食塩水は頭蓋内圧を低下させる効果を示している[7〜9]．用手的あるいは機械的な補助換気が可能な状況においても，過換気療法は炭酸ガス分圧の低下によって脳血管収縮をきたすため，脳血流低下による酸素供給不足を助長しかねず，通常は頭部外傷急性期の症例に対して行うべきではない．しかし，あきらかな脳ヘルニア徴候をきたしている場合に限り，頭蓋内圧コントロール目的に緊急避難的措置として行われることがありうる．

　そのほかには，重症頭部外傷の 5〜30％に外傷性てんかんがみられ，二次的脳損傷を悪化させるため，早期に抗てんかん薬投与を考慮する[10]．また，穿通性頭部外傷では感染予防のため早期に抗菌薬投与を開始することが望ましい．負傷者が疼痛を訴える場合，多くの鎮痛薬は血圧低下をきたしうるため，事態対処外傷救護においてはむしろ昇圧作用のあるケタミンの使用が推奨されている[11]．頭蓋内圧亢進をきたすことが懸念されるが，実際にはこのリスクは少ないとされる．

## 4 搬送後の注意事項

　中等症・重症の頭部外傷患者は，脳神経外科専門医の待機する医療機関に搬送され，専門的な治療を受けることになると思われる．軽症頭部外傷患者の場合はその限りではないが，あきらかな頭部打撲がある場合は，できる限り頭部 CT を施行したほうがよい．頭蓋骨骨折を伴っている場合，急性硬膜外血腫をきたし，意識清明期を経て頭蓋内圧亢進症状が出現する可能性があるためである．こうした場合，容態が悪化するのは受傷から 6 時間以内（抗血栓薬内服中の場合は 72 時間以内）が多いことを知っておくとよい．

### おわりに

　事態対処外傷救護において頭部外傷そのものに対して現場で行いうる処置はきわめて少ない．救命の可能性がある頭部外傷患者の頭蓋内圧亢進症状を見極め，一刻も早く後送することが重要である．

### 文　献

1) U.S. Army Medical Department Center and School：Treating Head Injuries. Tactical Combat Casualty Care and Wound Treatment. 2013：108-125. http://operational medicine.org/Army/MD0554_200.pdf（Accessed on April 04, 2018）
2) Brain Trauma Foundation：Blood Pressure Thresholds. Guidelines for the Management of Severe Traumatic Brain Injury. 4th ed, 2016：164-171. http://www.braintrauma.org/uploads/03/12/Guidelines_for_Management_of_Severe_TBI_4th_Edition.pdf（Accessed on April 21, 2018）

3) 重症頭部外傷の治療・管理のガイドライン作成委員会（編）：循環管理．重症頭部外傷の治療・管理のガイドライン（第3版）．医学書院，2013：18-21.

4) Chhabra G, et al.：Coagulopathy as prognostic marker in acute traumatic brain injury. J Emerg Trauma Shock 2013；6：180-185.

5) 佐々木　勝：戦術的後送医療（TEC）．前線医療の処置マニュアル．新興医学出版社，2016：52-66.

6) 重症頭部外傷の治療・管理のガイドライン作成委員会（編）：頭蓋内圧亢進の治療手順．重症頭部外傷の治療・管理のガイドライン（第3版）．医学書院，2013：72-74.

7) Shackford SR, et al.：Hypertonic saline resuscitation of patients with head injury: a prospective, randomized clinical trial. J Trauma 1988；44：50-58.

8) Munar F, et al.：Cerebral hemodynamic effects of 7.2% hypertonic saline in patients with head injury and raised intracranial pressure. J Neurotrauma 2000；17：41-51.

9) Huang SJ, et al.：Efficacy and safety of hypertonic saline solutions in the treatment of severe head injury. Surg Neurol 2006；65：539-546.

10) 佐々木　勝：戦術的野外医療（TFC）①-基本処置：MARCH-前線医療の処置マニュアル．新興医学出版社，2016：27-45.

11) Buckenmaier C, et al.：ACUTE PAIN MANAGEMENT IN THE FIELD. Military advanced regional anesthesia and analgesia handbook. Borden Institute, Fort Sam Houston, 2009：95-101.

12) Nakagawa A, et al.：Mechanisms of primary blast-induced traumatic brain injury: insights from shock-wave research. J Neurotrauma 2011；28：1101-1119.

（戸村　哲）

## Column ◆ 頭部爆傷

　頭部外傷は従来，受傷機転により鈍的頭部外傷と穿通性頭部外傷に分類されてきたが，事態対処における頭部外傷に特異的なものとして，ここ最近で頭部爆傷（blast-induced traumatic brain injury：bTBI）が急速に注目を集めている．アフガニスタン紛争・イラク戦争において，反米武装勢力による爆弾攻撃を受けた米兵が，爆発の衝撃波によって脳内に特異な損傷を負い，のちに高次脳機能障害やPTSDなどの症状を呈するケースが多発したためである[12]．受傷時点ではごく軽症の頭部外傷であるにもかかわらず，慢性期にこのような症状を呈するのが軽症頭部爆傷（mild bTBI）の特徴であり，潜在的な患者が非常に多いことから社会的問題となっている．米国をはじめとする世界各国でさかんに研究が行われているが，今のところその病態解明には至っておらず，有効な治療法，予防法の開発がまたれている．

◆各論　C. 外傷別レクチャー

# 2 顎顔面外傷

**Check Point**

1. 顎顔面外傷において最も緊急度が高い病態は気道閉塞と大量出血である．
2. 事態対処現場では気道確保と圧迫止血を最優先する．
3. 顔面皮膚だけでなく頭部四肢体幹と口腔咽頭の診察を怠らない．

## I．顎顔面の解剖

　解剖学的にヒトの顎顔面は非常に複雑であり，個人識別，感情表現，会話，呼吸および摂食嚥下などの生活や生命維持に必須の重要な機能を有している．ほかの部位に比較し占有面積は少ないが，顎顔面骨を被覆する表情筋や皮膚軟部組織，隣接する脳頭蓋，多くの骨とその周囲に存在する血管，神経，筋肉，眼球，舌などの存在が，顎顔面の解剖学的特性である．顎顔面の重要な機能や複雑な解剖学的特性により，この領域の外傷はほかの四肢体幹の外傷と異なる特異的なものになっている．

　顎顔面は一般的に3つの領域に区分される．すなわち頭側から上・中・下顔面である．上顔面は頭髪縁から眼窩上縁，中顔面は上顎を主体とした領域，下顔面は下顎の領域である．おもな顎顔面骨は前頭骨，上顎骨，鼻骨，篩骨，頬骨，下顎骨（図1）であり，これらはそのほかの顎顔面骨とともに顔面のフレームを形成している．また顎顔面内部には上顎洞や前頭洞などの副鼻腔，鼻腔，眼窩，口腔などの空洞が内在するが，これらの空洞のフレームも多くの顎顔面骨により形成されており，顎顔面の解剖学的複雑性の一因となっている．

　中・下顔面の重要器官には眼球を内包する眼窩，気道を担う鼻腔と口腔，下顎の開閉口・咀嚼運動の起点となる顎関節がある．顎顔面骨を被覆する表情筋と皮膚軟部組織は顔面の輪郭，外鼻，外耳，口唇を構成している．顎顔面の主たる支配神経は知覚が三叉神経，運動が顔面神経であり，顎顔面外

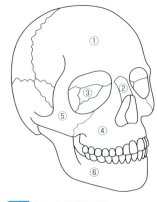

**図1** おもな顎顔面骨
①前頭骨，②鼻骨，③篩骨，④上顎骨，⑤頬骨，⑥下顎骨

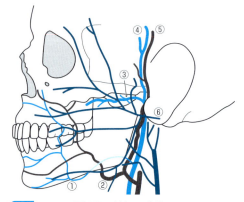

**図2** おもな顎顔面の神経・血管
①顔面動脈，②顔面静脈，③顎動脈，④浅側頭動脈，⑤浅側頭静脈，⑥顔面神経

104

傷によりこれらの神経が損傷された場合，顎顔面領域の知覚や表情形成に大きな障害をきたす．顎顔面のおもな血管は顔面動静脈，顎動静脈，浅側頭動静脈（図2）である．

## Ⅱ．顎顔面外傷の救急救護

### ① 概　要

　わが国における顎顔面外傷の受傷原因は交通事故が最も多く，転倒・転落，暴力，スポーツ，作業事故などがこれに次ぐが，比較的単純な外力から高エネルギーによるものなど幅広い原因で起こる．事態対処では鋭器，鈍器，銃器および爆発物による損傷が原因となり，顎顔面は防弾装備が装着されていないため，重篤な損傷が生じやすい．顎顔面外傷があれば頭部や四肢体幹に外傷を併発していることを疑うべきであり，初期治療の優先度を迅速に判断し，適切な安定化処置と後送をはかる必要がある．

　顎顔面外傷において最も緊急度の高い病態は気道閉塞と大量出血であり，防ぎえる外傷死（preventable trauma death：PTD）を最大限回避するために病態の理解と適切な診断および最善の初期治療を行うことが重要である．顎顔面骨の粉砕骨折や多発骨折では，出血に伴う凝血塊や口腔底腫脹・舌根沈下などによる気道閉塞の可能性がある．また脱落した歯や破損した義歯も気道閉塞の原因となりうる．

　顎顔面領域の出血は多くの場合が止血可能であるが，顎顔面多発骨折や頭蓋底骨折では致死的な大量出血となりうる．また高エネルギーを受傷原因とした場合は，頭蓋底骨折を併発し髄液漏を認めることがある．また，顎顔面外傷は顔面皮膚や口唇および舌などの軟部組織損傷と顎顔面骨や歯などの硬組織損傷を合併損傷することが多いため，顎顔面全体を的確に評価し，解剖学的に連続性が破綻した硬軟部組織を，可及的速やかに解剖学的に復位させ，顎顔面の形態回復と機能回復により早期の社会復帰を目指す．

### ② 初期対応

　生命維持を最優先し，PTDを回避するためバイタルサインを評価しつつ気道確保と出血制御に努める．ただし顎顔面外傷症例では頸椎損傷を合併している場合があるため，頸椎損傷を否定できるまでは気道確保の際の頸椎保護に留意する．口腔や鼻腔からの出血はガーゼによる圧迫止血を基本とするが，必要に応じて電気凝固を併用する．また，動脈性出血では血管結紮を行う．しかし，顎顔面骨骨折に伴う口腔や鼻腔からの大量出血は出血部位を直視できないことが多く，止血に難渋することが多い．顎顔面領域からの大量出血の場合は四肢と異なり，解剖学的にターニケット（止血帯）が使用できない．事態対処時における刃物による鋭器損傷，銃創および爆創が顎顔面領域に生じた場合は，大量の動脈性出血が生じうるが，事態対処現場ではガーゼや止血剤による直接圧迫止血を試み，早急に専門医療機関への後送を行う．直接圧迫止血が困難な場合は，専門医療機関において外頸動脈領域の栄養血管の結紮や経カテーテル的動脈塞栓術を考慮する．

　鼻出血や耳出血および眼窩周囲の皮下出血斑（black eye）を認めた場合は，頭蓋底骨折とこれに伴う髄液漏の可能性を念頭におく．鼻出血や耳出血の止血に用いたガーゼに血液のダブルリングサインが生じていないか確認することを怠らない．髄液漏が生じた場合は髄膜炎を惹起することがあり，その場合は生命予後が不良となる可能性がある．

### ③ 診断・評価

　初期治療を行い，呼吸や循環動態が安定した後に顎顔面外傷の診察と処置を行う．顔面は受傷後短時間のうちに軟部組織の腫脹が出現するために，受傷後時間が経過した場合は，口腔内や顎顔面骨骨折などの正確な診断が困難になりやすい．そのため初期治療終了後，可及的速やかに診察を行うこと

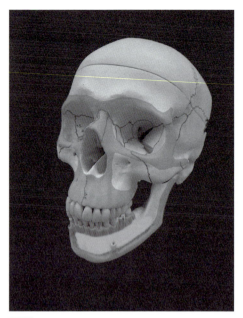

図3 顎顔面骨の触診を行うべき部位

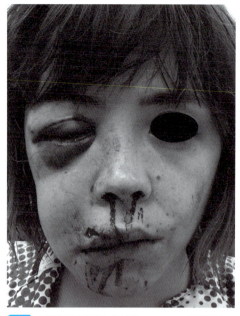

図4 中顔面骨骨折におけるblack eyeと鼻出血
右眼窩底骨折を含む中顔面骨骨折であり，右頰部の著しい腫脹を認める

が望ましい．顎顔面骨骨折が疑われる場合は，3次元を含むCT画像検査が必要不可欠である．

患者の意識障害がなければ，受傷時の状況を患者本人から，意識障害があれば救急隊員や同伴者から聴取する．通常の外傷救護と同様に受傷時の状況に関して，時間，場所，原因，接触した部位および接触したものなどについて聴取する．乳幼児では歯ブラシや玩具を口にくわえて転倒し受傷することが多く，保護者や目撃者から受傷時の状況や受傷原因の物体破損などを聴取し，実際に破損状況を確認することが重要である．

受傷後の意識喪失や頭痛および悪心・嘔吐があった場合は頭蓋内損傷を疑う．最初に顔面を眼窩周囲，鼻部，頰部，上顎部，顎関節部（耳前部），下顎部の順に診察し，その後に口腔内を診察する．診察では視覚，聴覚，平衡感覚，知覚，嗅覚，表情筋や舌の運動などの顎顔面部を支配する脳神経，顔貌の左右対称性，顔面皮膚や口唇および口腔粘膜などの軟部組織，歯や歯肉，顎顔面骨，顎運動，咬合などに異常がないか確認する．顎顔面骨骨折を認める場合は，触診により骨片の可動性，凹凸，圧痛を認めることがある（図3）．また，舌や口腔底の腫脹がある場合は気道閉塞の可能性に留意する．ここでは特に中顔面と下顔面（下顎骨）の診察について述べる．

### 1）中顔面

#### a）眼窩周囲

眼球位置異常，眼球運動障害，視力低下，視野狭窄，複視，結膜下出血，皮下出血斑，頰部の知覚異常（眼窩下神経知覚異常）の有無を診察する．これらの異常所見がある場合は眼球およびその周囲組織の損傷が疑われる．特に皮下出血斑を認めた場合は，眼窩底骨折（図4）や髄液漏を伴うことがある前頭蓋底骨折が示唆される．

#### b）鼻 部

腫脹，圧痛，変形，異常可動性，鼻出血，髄液漏の有無を確認する．髄液漏が疑われる場合は，止血ガーゼのダブルリングサインの有無を確認する．

#### c）頰 部

頰骨は顔面の突出部位であり，頰骨骨折の頻度は比較的高い．頰骨骨折では頰部や側頭部の扁平化

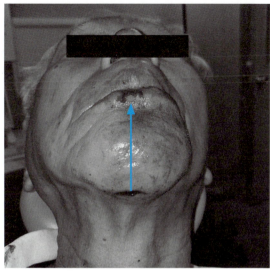
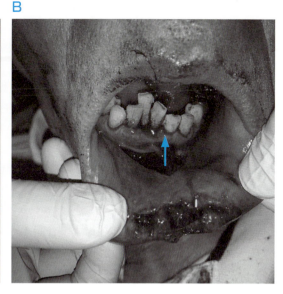

**図5** 頸部と口腔内との貫通創
→は貫通創の方向を示す
A：オトガイ下部に口腔内との貫通創を認める
B：下顎前歯部歯肉の貫通創に加え，下口唇と舌の裂創，下顎前歯の脱臼を認める

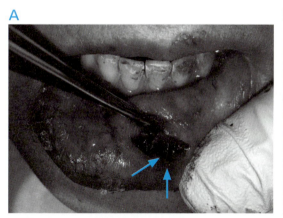
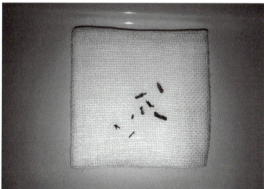

**図6** 転倒による口唇貫通創における異物迷入
A：口唇に迷入した木片
B：摘出した木片

や陥没，開口障害，眼球運動障害，眼球位置異常，頬部の知覚異常を認めることがある．しかし受傷に伴う頬部の腫脹のために臨床所見だけでは診断がむずかしく，画像検査が必要になることが多い．

### d）上顎部

圧痛，異常可動性，咬合異常，咬合痛の有無を確認する．実際には咬合異常がない場合でも，眼窩下神経知覚異常に伴い，患者が咬合異常を訴える場合がある．

### 2) 下顎部（下顔面）

圧痛，異常可動性，開口障害，咬合異常，咬合痛，外耳道出血の有無を確認する．外耳道出血や耳前部圧痛を認める場合は関節突起骨折が疑われるが，見落としやすいため注意する．

### 3) 顔面皮膚・口腔内

皮膚の損傷，歯の損傷（破折，脱臼，脱落），歯肉・口唇・舌・頬粘膜・口腔底の損傷の有無を確認する（図5）．損傷が深部に及び口唇動静脈，オトガイ下動静脈，舌動静脈，顔面動静脈，顎動静脈な

どを損傷した場合，強い出血を認めることがある．また，舌や口腔底の著しい腫脹がある場合は慎重な気道管理を要する．事態対処時における鋭器損傷，銃創および爆傷はもちろん，幼児が歯ブラシや玩具を口にくわえて転倒した場合も，中咽頭を損傷する可能性がある．この場合は大血管や頭蓋底の損傷の可能性があるため慎重な診察が求められる．

止血処置後に創の汚染や異物除去(弾丸破片，爆発物破片，破折歯牙，義歯破片，木片，プラスチック片，土砂など)の可能性がある場合は，生理食塩水とブラシやガーゼを用いて徹底的に洗浄と異物除去を行う．特に転倒に伴う口唇損傷において，異物が口唇組織内に迷入することは珍しくなく(図6)，診断と処置を誤ると感染や瘢痕形成などを惹起し，二次的な異物摘出処置に苦慮することがある．また創の汚染がない，もしくは軽微な場合は速やかに縫合閉鎖するが，創の汚染が強く，感染が懸念される場合は開放創とするかドレーン留置を検討する．特に歯による口唇貫通創を縫合閉鎖した場合，感染が生じることがあり，止血制御が可能であれば，皮膚側のみを縫合閉鎖し口腔側は開放創とすることも選択肢の1つである．口腔内と皮膚の貫通創の場合，縫合は口腔内，筋肉，皮下組織，皮膚の順で内側から行う．皮膚軟部組織の欠損範囲が大きい場合は二次的な軟部組織再建を行う．

## ④ 搬送後の注意事項

事態対処現場では頭部外傷，脊椎損傷または口腔咽頭損傷の顎顔面外傷への併発が見落とされやすい．後送医療機関では口腔咽頭を含めた頭頸部，脊椎の再評価を行う．また口腔咽頭や頸部に損傷がある場合は，急激な気道閉塞をきたすことがあるので，高度な気道管理を行える態勢を整えておく．

### Ⅲ．顎顔面骨骨折

顎顔面外傷では顎顔面骨骨折を伴うことがあり，代表的な顎顔面骨骨折の特徴を述べる．

#### 1) 頰骨骨折

頰骨は顔面外側枠を形成し突出した位置にあるため，外力により受傷しやすい．頰骨弓単独骨折を除き，多くの場合が上顎骨や眼窩壁などの隣接骨を含めた複合体骨折となる．眼窩壁骨折や眼外傷の合併が疑われる場合は，眼科的検索が必要不可欠である．頰骨に偏位もしくは可動性がある場合は手術適応となる．

#### 2) 上顎骨骨折

上顎骨は下顎骨のように独立しておらず，前頭骨，頰骨，口蓋骨，鼻骨，蝶形骨などの多くの隣接骨と結合することにより中顔面を形成している．このため，上顎骨骨折は隣接骨の骨折を合併しやすい．上顎骨骨折で最も頻度が高いものは，歯の周囲骨である歯槽突起(歯槽骨)の骨折であり，特に前方に位置する前歯部が多い．フランス陸軍軍医のRene Le Fortは中顔面骨において頻度が高い骨折部位を1901年に報告した(Le Fort分類)．このLe Fort型骨折はⅠ，Ⅱ，Ⅲ型に分類される(図7)が，実際にはⅠ〜Ⅲ型の混在や周辺骨の骨折を合併することが多い．臨床所見として中顔面の腫脹や変形，上顎骨の動揺，鼻腔や口腔からの出血，咬合異常を認めるが，顎動脈を損傷した場合は大量出血となる．骨折治療は歯槽突起骨折の場合を除いて，手術が選択されることが多い．手術では顔面フレームの再建と咬合の回復を目標とする．

#### 3) 下顎骨骨折

解剖学的に外力を受けやすいために，顎顔面骨骨折のなかで最も受傷頻度が高く，骨折に伴い咬合異常や開口障害をきたしやすい．おもな骨折部位はオトガイ部(正中部)，関節突起部，下顎角部，下顎体部の順で多い(図8)．オトガイ部と下顎体部の偏位が大きい骨折や粉砕骨折では，口腔底の腫脹により気道閉塞をきたすことがある．関節突起骨折は骨片偏位による外耳道損傷を引き起こし，耳出血を呈することがある．骨折治療の原則は咬合の回復である．咬合異常や骨片偏位がある場合は手術が選択されることが多い．

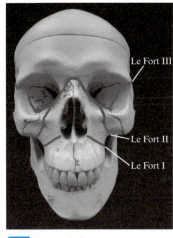 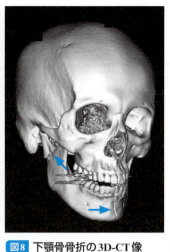 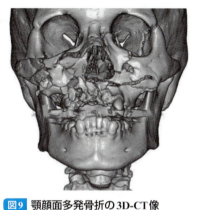

**図7** Le Fort 分類

**図8** 下顎骨骨折の 3D-CT 像
オトガイ部と右関節突起に骨折線を認める（➡）

**図9** 顎顔面多発骨折の 3D-CT 像
中顔面の粉砕骨折を認め，上顎骨前歯部は欠損している

### 4）顎顔面多発骨折

　高エネルギーを受傷原因とすることが多く，初期診療をおもに担う救急科をはじめ，脳神経外科，形成外科，眼科，耳鼻咽喉科，口腔外科などの各診療科の迅速かつ適切な連携が必要である．顎顔面領域からの大量出血や口腔咽頭部の浮腫による気道閉塞の可能性に留意し，頭部四肢体幹の損傷の有無を確認しながら治療優先度を決定する．顎顔面以外の領域に重大な損傷がある場合，顎顔面骨骨折の治療開始がやむをえず遅くなることが多い．骨折治療の主体は手術となる．骨折態様が複雑であり（図9），皮膚軟部組織損傷が著しい場合が多く，手術において解剖学的整復に難渋することがあるが，解剖学的形態回復と咬合を含めた機能回復を可及的に行う．

### おわりに

　顎顔面外傷に対する初期対応は気道確保と出血制御が最優先される．特に出血については解剖学的に複雑であるため，重篤な顎顔面外傷では制御困難なケースがある．制御可能な出血かどうかを迅速に見極めることが負傷者の生命予後を左右する．

#### 参考文献
・日本口腔外科学会, 他（編）：口腔顎顔面外傷 診療ガイドライン（2015年改訂版）. 2015.
・日本形成外科学会, 他（編）：第Ⅰ編 顔面外傷. 形成外科診療ガイドライン5：頭蓋顎顔面疾患（主に後天性）, 金原出版, 2015.
・日本外傷学会, 他（監）：外傷初期診療ガイドライン JATEC（改訂第5版）. へるす出版, 2017.
・日本創傷治癒学会 ガイドライン委員会（編）：創傷治癒コンセンサスドキュメント―手術手技から周術期管理まで―. 全日本病院出版会, 2016.

（村上　馨）

◆各　論　C. 外傷別レクチャー

# 3 眼外傷

**Check Point**

① 防護眼鏡は，事態対処の現場へ出動する人員にとって重要である．
② 受傷眼だけでなく健眼もアイシールドでカバーして眼球内容の脱出を防止する．
③ 眼科医以外でも眼窩コンパートメントに対する外眥切開は必須の緊急処置である．

　眼外傷は一般的に命にかかわるものとは考えられておらず，救急救命の現場においても後回しにされがちである．しかし，戦傷の統計から，眼顔面外傷は増加傾向にあり，湾岸戦争以後は，戦場における重症外傷の10％を超えるようになった[1]（図1）．
　米軍においては，戦傷で最優先とすべきものは"life, limb, and sight"すなわち，生命，四肢，視覚の3つがあげられており，眼外傷への対応について重要性が深く認識されるようなった．2013年のボストンマラソンでの爆破テロでも，レベル1の外傷センターに搬送された164名の負傷者のうち22名（13.4％）が眼科の専門治療を必要とした[2]．
　眼球は，外力に対してきわめて脆弱であり，容易にその機能を障害される．多くの場合は医学的には軽傷であるが，事態対処における視覚障害は，ホットゾーンからの退避といった危険回避の面で大

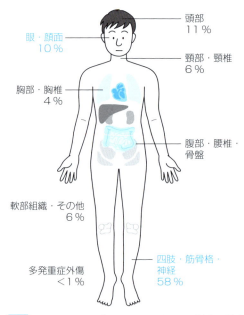

**図1** イラク・アフガニスタンにおける米軍の重症外傷部位
〔2009年米陸軍軍医総監講演資料より改変〕

きな障害になる．したがって，事態対処外傷救護においても，眼外傷の予防，診断，そして応急処置について習得しておく必要がある．

## I．眼球の脆弱性

　眼球は人体で最も脆弱な部分の1つである．非致死性武器（non-lethal weapon）とされていたゴム弾が眼球を貫通して脳を損傷させ，死に至らしめる例も報告されており[3]，あるいは，ほんのごく小さなごみ粒が角膜異物として角膜上皮障害を起こし，強い視力障害をきたしたり，強い疼痛のため開瞼できなくなり，視覚という機能を大きく損なうこともある．

　大多数の眼外傷は，防護眼鏡などの使用によって防ぐことができる．米軍では2004年から耐弾性の基準を満たした眼球防護具が公認されるようになった．それに伴い戦場での眼球防護具の装用率が85％から95％まで向上し，眼外傷は激減した[4]．

　事態対処外傷救護では，爆発物や破片が飛散する現場での活動が必要な場面も想定され，救護者が眼外傷を受ける可能性は十分にある．事態対処の要員に対しては，眼球防護の必要性を確実に理解させ，装用させるべきである．

## II．ツール・手技

### 1）防護眼鏡

　防護眼鏡は，無色透明なレンズもあるが，着色されているレンズもあり，「ファッションとしてのサングラス」として軽薄な印象をもつ者がいる．眼科診療においては，網膜疾患などで医学的に防護眼鏡が必要な場面がよくある．事態対処要員においては，医学的必要性がある者に限らず，安全な任務遂行のために全員が防護眼鏡を必要としていることを十分に理解させて，要員が防護眼鏡の使用について負い目を感じることは決してあってはならない．米軍では実戦や訓練において，図2のような防弾性をもつ防護眼鏡の装用を義務づけており，基準をクリアした製品についてAuthorized Protective Eyewear List（APEL）として，リスト化している[5]．米軍では，実戦でも訓練でも，防護眼鏡の装用が義務づけられている．

　防護眼鏡の装用で障害となるのは，眼鏡のレンズ枠やレンズのサイズによる視界の制限である．実際，防護眼鏡では周辺視野が減少し，特に度付き（近視などの矯正レンズ）の防護眼鏡では度なしの防護眼鏡よりも12％ほどの視野の減少があるという[6]．

　防護眼鏡を装用させるうえでは，周辺視野に制限を受けることをしっかりと教育し，また顔を動かすといった方法で周辺視野をカバーする慣熟訓練を行う必要がある．

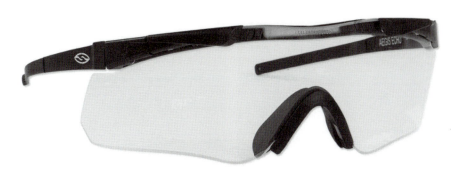

図2　防護眼鏡

防護眼鏡は異物から眼球を防護するだけではない．防護眼鏡のレンズは通常アクリルやポリカーボネート，塩化ビニルといった高機能透明樹脂で作られている．これらの樹脂には，さまざまな物質をフィラー（充填剤）として混入することができる．たとえば，放射線防護眼鏡には鉛を混入した鉛アクリルがよく用いられる．戦場における防護眼鏡は耐衝撃性と難燃性を重視してポリカーボネート性であることが多い．特定の波長の光を吸収する材質を入れればレーザー防護眼鏡になる[7]．

　事態対処外傷救護においても，想定される危険に応じた防護眼鏡を準備しておくことも重要であろう．

### 2）コンタクトレンズ

　眼鏡とは異なり，コンタクトレンズは一見して装用しているか判別することはむずかしい．重篤な外傷で意識のない負傷者がコンタクトレンズを装用したままとなり，角膜潰瘍などが生じてようやく気づかれることもある．事態対処の現場において詳細にコンタクトレンズの有無を確認する必要はないが，搬送された医療機関での診察においては，確実に開瞼させてコンタクトレンズと角結膜の状態を観察し，確実に除去することを忘れてはならない（図3）．

　事態対処要員については，コンタクトレンズがずれて任務が阻害される可能性があり，また汚染された環境下でコンタクトレンズによる感染のリスクもあることから，出動時のコンタクトレンズ装用については慎重になるべきである．米陸軍は野外での活動と戦闘状況におけるコンタクトレンズの使用を禁止している[8]．

### 3）屈折矯正手術

　事態対処要員にも屈折異常で眼鏡やコンタクトレンズを必要としている者は多いが，防護眼鏡との相性や感染などのリスクから，任務遂行中の眼鏡やコンタクトレンズ装用は不都合である．そのため，多くの警察官，消防士，自衛官がLASIK（laser-assisted in situ keratomileusis）やPRK（photorefractive keratectomy）といった角膜屈折矯正手術や，ICL（implantable contact lens）といった有水晶体眼内レンズ挿入などで，外科的に近視などの屈折異常を矯正している．陸上自衛隊のある部隊を対象にした調査から，自衛官の半数は眼鏡やコンタクトレンズの矯正が必要で，その多くが任務遂行に支障を感じており，全体で20人に1人が屈折矯正手術を受けているとも推定されている[9]．事態対処要員においても，任務中の眼鏡・コンタクトレンズと屈折矯正手術の是非について検討していく必要がある．

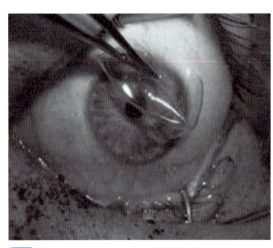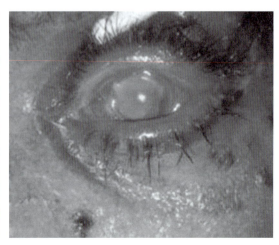

**図3　戦場でのコンタクトレンズ**
〔米陸軍Scott Barns大佐より提供〕

## Ⅲ．事態対処外傷救護の現場で対処すべき眼外傷

事態対処外傷救護は，多くの場合，十分な医療資源のある医療機関への迅速な後送が可能であるので，現場で行うべき眼科的処置はそれほどない．しかし，視覚を喪失することで移動に介助が必要となるといった行動上の制約は救護者に大きな負担となる．一方，角膜や結膜の異物のように適切に処置すれば疼痛を解除して患者の負担を大いに軽減することも可能なものもある．眼球破裂のように，後送されるまでに眼球内容の脱出を防ぐために，外力から眼球を保護することがきわめて重要となるものもある．すなわち，現場での眼外傷対応としては，角結膜異物などの軽傷の眼表面障害による疼痛と視力障害の軽減除去，重症眼外傷の悪化の防止となる．

### ①　診断・評価

事態対処の現場での正確な診断はきわめてむずかしい．あきらかな開放性の眼外傷はもちろんであるが，何らかの外力が眼球または眼窩周辺部に加わったと疑われる場合やわずかでも視力障害があれば眼外傷が生じたと考え，眼科医に後送する．

### ②　初期対応

受傷の状況から，角結膜の上皮障害に限定する角結膜異物であれば，点眼麻酔による疼痛除去と，流水や点眼液で洗眼をして異物除去を行ってもよい．開放性の眼外傷の可能性を少しでも疑えば，受傷眼をアイシールドで覆ってさらなる外力からの保護を行うとともに，健眼を固視させて受傷眼の眼球運動を抑制する．

### ③　搬送後の注意事項

#### 1）角結膜異物

眼科救急外来で日常的にみられるもので，砂埃などが角膜や結膜の異物となり，角膜上皮が損傷され，疼痛とそれによる開眼障害をきたす．痛みのため開瞼できず，失明も同然の状態で来室することが多いが，点眼麻酔で即座に痛みが解除され，なにごともなかったかのように行動の制約がなくなる．視力障害もほとんどない．点眼や流涙で異物が洗い流されてしまうこともあり，まずは開瞼させることが重要である．事態対処の現場において，「ゴミが眼に入った」といった程度で重篤な眼損傷が否定的であっても眼痛のため開眼できない負傷者がいれば，点眼麻酔を試みるとよい．痛みがなくなり開眼できるようになり，外観上もあきらかな損傷がなく，視力障害の自覚もなければ角結膜異物であろうと推測できる．独歩可能となり後送も容易になる．点眼麻酔がなければ，注射用の麻酔薬を点眼してもよい．点眼麻酔も注射用麻酔も準備できなければ，多少乱暴にでも水道水などで洗眼して異物を洗い流すのもよいが，受傷機転から穿孔性眼外傷の可能性を疑えば禁忌である．点眼麻酔を長期間使用すると角膜上皮障害を起こすことがあるので[10]，事態対処医療においては，現場での迅速な診断と処置目的に限定して乱用は慎まねばならない．

軽度の異物感程度であっても，自覚がなくても穿孔性の眼損傷の可能性は十分ありうる．重篤な角膜感染症を起こすこともあるので，後送先で眼科医による診察を受けることを指示しておく．特に，鉄片異物などが残留しているとそのまま錆びてしまい，角膜に強い炎症を引き起こして角膜鉄錆症となり，重篤な視力障害が生じることがある[11]（図4）．

#### 2）穿孔性眼外傷

米軍が戦傷で最優先に救うべきものとしているのが"life, limb, sight"で，このeyesightを守るうえで重要なのは，穿孔性眼外傷に対する受傷現場での処置である．

眼外傷のほとんどは眼科医による専門的な診断治療が必要であるため，戦傷や事態対処医療では，

眼科医に搬送するまでにさらなる重症化をきたさないことを考える.

穿孔性眼外傷で搬送中に忌避すべきことは，角膜や強膜の裂傷の拡大と眼球内容が脱出することである．事態対処外傷救護の現場において実施可能で，必ずやるべきことは，眼球を外力から保護するためのアイシールドを装着させることである[12].

図5の症例のように，角膜が大きく損傷して前房内に大きな出血があっても，もし眼球内容の脱出がなく，網膜硝子体の構造がほぼ保たれていれば，手術により視機能をある程度温存することが期待できる[13].

眼外傷の患者は，疼痛と不安のため，眼球を押さえようとする．穿孔性眼外傷で角膜や強膜に裂傷などが生じているところに，眼球を圧迫すると層部から硝子体やブドウ膜などの眼球内容が脱出してしまうことがある．そこで，米軍で使われている個人用救急品セット（IFAK）の組み入れ品にもある（総論 A-2 ホットゾーン：脅威の排除と脱出の項参照）アイシールドを受傷眼に装着させ，外部からの圧迫などによる眼損傷の悪化を防止する．ホットゾーンで行う処置はターニケットによる止血のみであり，アイシールド装着もウォームゾーン以降に実施する（図6）.

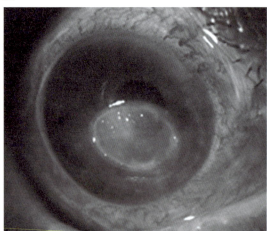
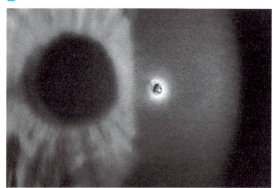

**図4 角膜上皮障害**
A：広範囲の角膜びらん．上皮の欠損部位がフルオレセインで染色されている．前房・網膜硝子体に異常ない
B：角膜鉄片異物．鉄が錆びており，周囲に角膜炎が生じている
〔米陸軍 Scott Barns 大佐より提供〕

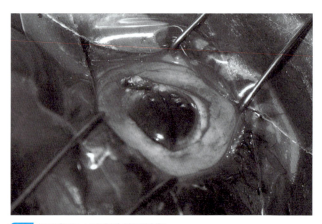

**図5 爆発物による穿孔性眼外傷**
〔米陸軍 Anthony Johnson 大佐より提供〕

ものを見ようとキョロキョロと健眼が動くと，それに伴い受傷眼も動く．外眼筋付着部が強膜で最も薄く脆弱なので，損傷した眼球の外眼筋が動くと眼球の裂傷が拡大するおそれがある．そのため，受傷眼でないほうの健眼にもアイシールドや紙コップなどで作ったアイカップを装着させる．紙コップには小さな穴を開けておくと，患者は健眼で固視をしてその穴を通して外界を見ることになる．健眼が固視をしていると損傷眼の外眼筋も大きく動くことはなく，安静が保たれる．

軍用の個人用救急品セットには専用のアイシールドが組み込まれているが，搬送して眼科医の診察を受けるまで，眼球に対する外力からの保護と眼球の安静さえ保たれれば専用のアイシールドでなくとも構わない[14]．ただし，アルミ製のアイシールドは，踏んでしまったりすると容易に変形してカバーの用をなさなくなることがある．そのため，IFAKへの組み入れ品としてはポリカーボネート性で壊れにくいものが好まれている．

### 3）眼内異物

小さな爆発物などの破片が高速で眼内に飛び込むことがある．穿孔性眼外傷であるが，大きな角膜や強膜の損傷が発見できず，また眼内異物が残存しても直ちに眼内炎となるとは限らない[15]ので自覚症状に乏しく，受傷後長期間放置されることもある．図7の症例のように硝子体内異物では時間が経ってから眼内炎を発症して気づかれることもある．受傷機転から少しでも穿孔性の眼外傷の可能性があるなら眼科医の診察を指示しておかねばならない．

患者が「熱い涙が出た」と表現することがある．これは，角膜全層を穿孔し，前房水が漏出したことを示唆する．創口が小さければ角膜創は自己閉鎖し，自覚症状もほとんどなくなってしまうので，眼科を受診しなくなるおそれがある．常に角膜穿孔の可能性を念頭におき，負傷者には眼科受診の必

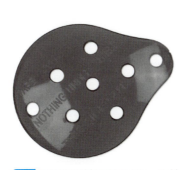
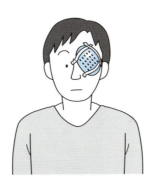

**図6** 眼外傷に対するアイシールド

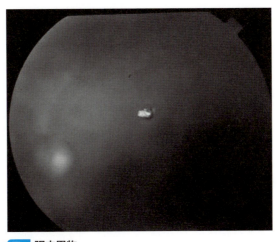

**図7** 眼内異物
〔米陸軍 Anthony Johnson 大佐より提供〕

要性を説明しておくべきである．

### 4）眼窩コンパートメント症候群

　事態対処時の眼外傷で，眼科医以外が行うべき眼科的緊急処置としては，眼窩コンパートメント症候群に対する緊急外眥切開が唯一のものといえる[16]．眼部を殴打されたり，眼窩内に異物が刺入して球後出血を起こしたり，眼窩内脂肪組織が浮腫を起こすと，眼窩壁に覆われた眼窩内圧が上昇する．眼球内圧が網膜中心動脈圧を超えると網膜中心動脈閉塞症と同様に網膜と視神経の虚血が生じ，視力が急激に低下する．再灌流できなければ数時間で網膜が不可逆的な損傷を受ける[17]（図8）．

　眼窩コンパートメントを解除して眼球の血流を再開させる迅速かつ簡便な方法が外眥切開である．眼瞼の皮膚を切開して瞼裂を広げ，眼球が前方に突出しやすくさせて球後の圧力を軽減する．瞼裂の鼻側すなわち内眼角（目がしら）には涙小管や涙囊が存在するために避けて，図9のように瞼裂の耳側すなわち外眼角（目じり）の眼瞼皮膚を切開する[18]．

　わが国においては，事態対処医療の現場から医療機関に搬送するまでに数時間かかるとはまず考えにくいので，眼窩コンパートメント症候群に対して外眥切開を受傷現場で行う必要性はないであろう．しかし，外傷初期診療を行う医療機関に眼科医がいるとは限らない．外眥切開の手技そのものは容易なので，初期診療を行う外傷外科医は，眼窩コンパートメントについて理解しておき，適応を判断して外眥切開術を実施できるように準備しておくべきである．

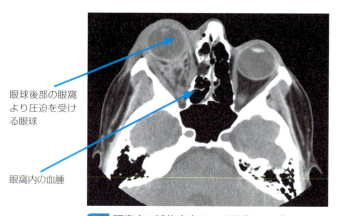

**図8** 眼窩内の球後出血による眼窩コンパートメント
〔米陸軍 Anthony Johnson 大佐より提供〕

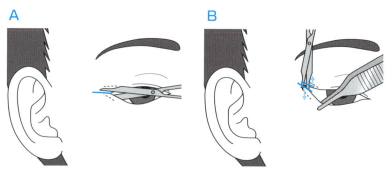

**図9** 眼窩コンパートメントに対する外眥切開
A：青線のように外眼部の眼瞼皮膚を外側に1〜2 cm切開
B：皮膚切開のみで瞼裂が開大しなければ，外眼角部で上下の眼瞼皮膚に付着している靭帯を切断して開瞼させる
　　眼窩内圧により眼球を飛び出させることで減圧させる

## 5）化学眼外傷

爆発物に混入されていたり，事故現場に存在していた酸性，アルカリ性の化学物質が眼に入って角結膜障害を生じさせることがある．一般にアルカリ性のほうが組織浸透性が高く，重症度が高くなる．角膜輪部には角膜幹細胞が存在しており，特にアルカリ外傷で幹細胞が損傷すると角膜上皮が結膜上皮に置き換わり，角膜の透明性が低下して重篤な視力障害を生じさせる[19]．

化学外傷に対しては，いかに迅速に化学物質を洗い流すかが予後を決定する．事態対処医療の現場においては，水道水でよいので，大量の水で洗眼する．患者が疼痛で強く閉瞼するようであれば，点眼麻酔あるいは，注射用の麻酔薬でよいので点眼し，しっかりと開瞼させて大量の流水で洗う．特にアルカリ外傷の場合は，医療機関への搬送中でも救急外来でも洗眼を続け，尿検査用テストテープなどで涙液のpHが7.5まで正常化するまで洗眼を続ける．ただし，穿孔性眼外傷が強く疑われる場合については，洗眼で眼球内容脱出をきたす可能性があるので，眼球表面の損傷については諦め，眼球内の温存を優先して眼球保護を行う．

## おわりに

事態対処医療における眼外傷は，テロなどでの負傷者についてだけでなく，救護に携わる事態対処要員の眼球保護，任務遂行に必要な視覚維持の点でもきわめて重要な問題である．

穿孔性眼外傷の眼球保護，眼窩コンパートメント症候群の外眥切開の適応と手技，屈折矯正手術を視野にいれた眼鏡やコンタクトレンズの取り扱い，防護眼鏡の確実な装着など，事態対処要員の選抜，装備，教育訓練など幅広く準備しておくものである．事態対処医療は想定外を想定しておくべきであり，さまざまな可能性を考え，即応性を高め，万が一に備えておくよう心がける．

### 文　献

1) Wong T, et al.：Eye injuries in twentieth century warfare: a historical perspective. Surv Ophthalmol 1997；41：433-459.

2) Yonekawa Y, et al.：Ocular blast injuries in mass-casualty incidents: the marathon bombing in Boston, Massachusetts, and the fertilizer plant explosion in West, Texas. Ophthalmology 2014；121：1670-1676.

3) Mahajna A, et al.：Blunt and penetrating injuries caused by rubber bullets during the Israeli-Arab conflict in October, 2000: a retrospective study. Lancet 2002；359：1795-1800.

4) Auvil JR：Evolution of Military Combat Eye Protection. US Army Med Dep J 2016；2：135-139.

5) Vision Center for Excellence：Eye Injury Prevention & Response: Eye Protection.　https://vce.health.mil/Eye-Injury-Prevention-and-Response/Eye-Protection（Accessed on January 25, 2018）

6) Gunther PJ, et al.：Effect of combat eye protection on field of view among active-duty U.S. military personnel. Optometry 2008；79：663-669.

7) Laser safety eyewear. Health Devices 1993；22：159-204.

8) Headquarters, Department of the Army：chapter 4-13. The Army Vision Conservation and Readiness Program. DA PAM 40-506, 2009.

9) 播本幸三，他：陸上自衛官における屈折矯正法の現状：東日本大震災後の経験を踏まえて．日本眼科学会雑誌 2014；118：84-90.

10) Rocha G, et al.：Severe toxic keratopathy secondary to topical anesthetic abuse. Can J Ophthalmol 1995；30：198-202.

11) 竹田裕子，他：角膜移植術を施行した眼球鉄錆症の1例．日本眼科紀要 1996；47：1104-1107.

12) Mazzoli RA, et al.：The use of rigid eye shields（Fox shields）at the point of injury for ocular trauma in Afghanistan. J Trauma Acute Care Surg 2014；77：S156-162.

13) Barr CC：Prognostic factors in corneoscleral lacerations. Arch Ophthalmol 1983；101：919-924.

14) U.S. ARMY INSTITUTE OF SURGICAL RESEARCH：Joint Theater Trauma System Clinical Practice Guideline: Initial care of ocular and adnexal injuries by non-ophthalmologists at role 1, role 2, and non-ophthalmic role 3 facilities. 2014. http://www.usaisr.amedd.army.mil/cpgs/Initial_Care_of_Ocular_and_Adnexal_Injuries_24Nov2014.pdf（Accessed on January 25, 2018）

15) Colyer MH, et al.：Delayed intraocular foreign body removal without endophthalmitis during Operations Iraqi Freedom and Enduring Freedom. Ophthalmology 2007；114：1439-1447.

16) Hislop WS, et al.：Treatment of retrobulbar haemorrhage in accident and emergency departments. Br J Oral Maxillofac Surg 1996；34：289-292.

17) Hayreh SS, et al.：Central retinal artery occlusion and retinal tolerance time. Ophthalmology 1980；87：75-78.

18) Burkat CN, et al.：Retrobulbar hemorrhage: inferolateral anterior orbitotomy for emergent management. Arch Ophthalmol 2005；123：1260-1262.

19) Pfister RR：Chemical injuries of the eye. Ophthalmology 1983；90：1246-1253.

・資料提供 North American Rescue社／藤井防災エネルギー株式会社（図2, 図6）

（後藤浩也）

◆各 論　C. 外傷別レクチャー

# 4 骨盤骨折・後部尿道外傷

## Check Point

1. 受傷機転を把握（特に爆発物などによる損傷かどうか）する．
2. 観察による身体的所見および骨盤周辺の苦痛の有無を把握する．
3. 意識レベルおよびショックを把握する．

　骨盤外傷は交通事故死亡者の25％から31％[1]に合併するとともに，骨盤周囲には多くの血管が存在するため，強い外力が加わった場合，同時的に血管が損傷され，大量の後腹膜出血をもたらす原因となり，出血性ショックに陥る可能性がある．

　近年発生するテロ事件においては多種多様な手法でテロ行為を発生させ，特に車両などを利用した暴走によるテロ行為が発生し，2016年にはフランスの南部ニースにおいて花火の見物をしていた人々の列にトラックが突っ込み暴走し，通行人を次々とはね死亡者84名の大惨事が発生したのは記憶に新しい．致死的損傷の原因である複合損傷，特に骨盤外傷を受傷する危険性がきわめて高い現状を否定できない．よって出血性ショックの原因の1つである骨盤骨折および四肢外傷などに対する応急的な止血対策および現場から病院への収容までの間，骨盤の不安定感は患者の疼痛を増加させる要因となるため，現場の安全状況によるが迅速かつ的確に骨盤固定を実施することが必要である．

## Ⅰ．解剖学的特徴と骨盤骨折急性期

　骨盤は解剖的には左右1対の寛骨，仙骨，尾骨で構成されており，骨盤で囲まれた空間には膀胱，子宮，直腸などが存在する．恥骨の裏側には尿道，膀胱が近接し，恥骨にかかった外力の影響を受けやすい．また，骨盤内には多数の血管，神経が存在するため，外力などによりこれらの血管などが損傷した場合，大量出血の原因となるうえ，大量に後腹膜腔へ血液が流れ貯留する．尿道損傷の頻度は尿道が女性より男性のほうが比較して長いため，圧倒的に男性に多く，膀胱内に尿が充満した状態で外力を受けると膀胱損傷も合併しやすい．よって，受傷機転から骨盤骨折の可能性があると判断した場合（四肢切断など）および全身観察における骨盤部の圧痛，触診上の不安定感，変形，挫創，腫脹，下肢長差，打撲痕[2,3]の有無，意識レベルの評価，ショック症状などの有無を確認するとともに素早く骨盤骨折に対する固定（図1〜3）を行い，病院収容までの骨盤不安定化を防ぎ，骨盤損傷に伴う出血を未然に防止し救命率向上をはかることが重要である．

## Ⅱ．骨盤骨折に合併する後部尿道外傷の治療戦略

###  概　要

#### 1）戦傷における後部尿道外傷

　下部尿路・性器外傷は第二次世界大戦時には全戦傷の0.8％程度とまれな外傷であったが，アフガニスタン紛争・イラク戦争では13％まで頻度が上昇した[4]．戦傷医学の進歩により尿路・性器外傷

を負った兵士の救命率が向上したこと，そして即席爆発装置（improvised explosive devise：IED）の頻用による爆傷の増加がその要因と考えられている[4〜6]．下部尿路・性器外傷のなかで最も重篤なのは骨盤骨折に合併した後部尿道外傷で，戦傷における下部尿路・性器外傷の約25%を占める[6]．後部尿道外傷は，それ自体は致死的な外傷ではないが，続発する尿道狭窄症による排尿困難，尿禁制機構

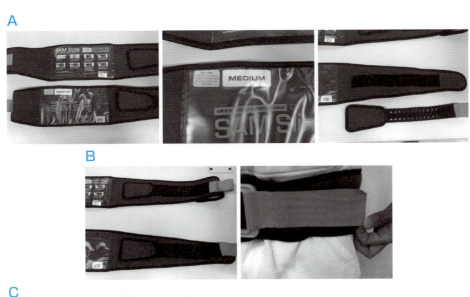
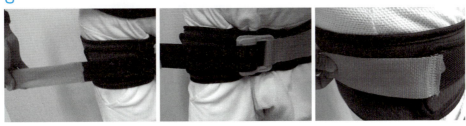

図1 サムスリング
A：サイズを確認し，部品を確認．B：下臀部大転子部の高さで装着．C：バックルにベルトを通し両サイドにひき，カチッとクリック音がしたら固定

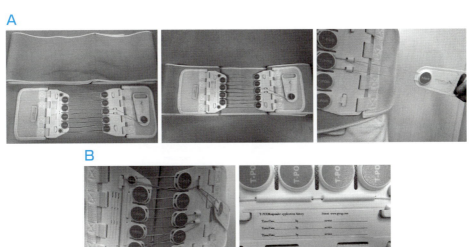

図2 T-POD
A：サイズを確認し，骨盤部に装着後プルタブを引っ張る．B：プルタブをベルクロ部に装着後，装着時間を記入

の損傷による尿失禁，神経血管損傷による勃起障害などの重篤な後遺障害の原因となる．したがって，受傷直後の初期治療から排尿機能や性機能など機能的予後を念頭においた待機的治療までシームレスに対応することが肝要である．本項では，有事・災害時に頻発が予想される骨盤骨折に合併した後部尿道外傷の治療について述べる．

## 2）後部尿道外傷の病態と分類

後部尿道外傷のほとんどは男性に発生するため，本項では男性の後部尿道外傷について述べる．後部尿道外傷は骨盤骨折の約25％に合併する[7]．特に不安定骨盤骨折や坐骨・恥骨枝骨折，恥骨結合離開で後部尿道外傷を合併する頻度が高い[8]．男性の尿道は尿道海綿体に覆われた前部尿道(球部尿道，振子部尿道，亀頭部尿道)と骨盤内の後部尿道に分類され，両者は尿生殖隔膜で隔てられている(図4)．後部尿道は尿禁制をつかさどる膜様部尿道と前立腺部尿道，膀胱頸部から構成される．成人の場合，骨盤骨折で最も損傷を受けやすい部位は膜様部尿道と球部尿道の境界部で，膜様部内の損傷

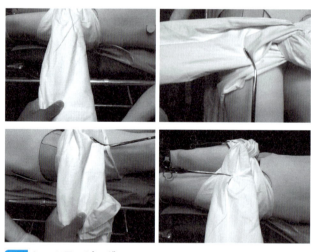

**図3 シーツラッピング**
大転子部分を幅約30 cmの帯状にしたシーツを両側より引っ張り，シーツを交差させ90°回転させたのち，骨盤に巻きついたシーツと両側とも鉗子で固定

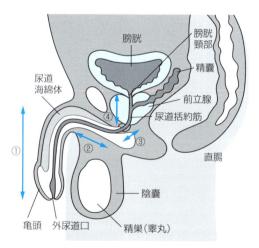

**図4 男性の尿道のイメージ**
①：振子部尿道，②：球部尿道，③：膜様部尿道，④：膀胱頸部〜前立腺部尿道，①と②：前部尿道，③と④：後部尿道
③の膜様部尿道は後部尿道外傷の好発部位である

と前立腺尖部の損傷がそれに続く[9,10]．海綿体組織や前立腺実質などの支持組織に覆われていないため脆弱であること，そして恥骨結合の後下方で尿生殖隔膜を貫通し，恥骨前立腺靱帯や尿生殖隔膜に固定されているため骨盤骨折の影響を受けやすいことが，膜様部尿道が後部尿道外傷の好発部位である理由である[11]．後部尿道外傷は診断時の尿道造影所見から①伸展（stretched but intact，造影剤の尿道外への溢流を認めないもの），②部分断裂（partial disruption，尿道外への造影剤の溢流を認めるが，損傷部よりも中枢側の尿道が造影されるもの），③完全断裂〔complete disruption，尿道外への造

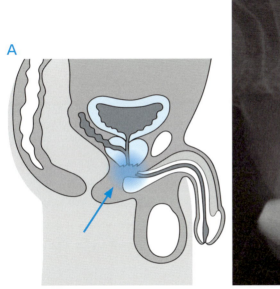
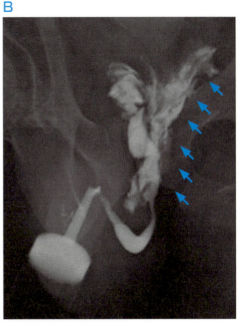

図5 後部尿道外傷のイメージと尿道造影
A：完全断裂のイメージ（←）
B：完全断裂例の尿道造影所見．骨盤内に広範囲な造影剤の溢流を認める（←）

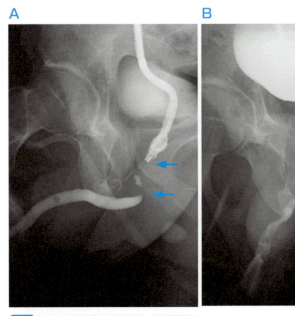

図6 後部尿道外傷修復前後の尿道造影
A：完全断裂例（図5B）受傷3か月後の尿道造影．←は断裂した尿道両端を示す
B：尿道形成術後の造影．←は吻合部を示す

影剤の溢流を認め，中枢側の尿道が造影されないもの（図5，6）］，④複雑性損傷（膀胱，直腸の合併損傷）に分類される[12]．

## 2 診断・評価

後部尿道外傷は骨盤骨折の合併損傷の1つであるが，典型的な症状を呈さない場合には見逃されやすい．外尿道口からの出血や，排尿初期の肉眼的血尿は後部尿道外傷を疑う典型的な所見であるが，必ず出現するわけではない．たとえ外尿道口からの出血や肉眼的血尿がなくても，不安定型骨盤骨折では後部尿道外傷の可能性を常に念頭におく必要がある．排尿困難や尿閉，会陰部や陰嚢内の血腫も後部尿道外傷を疑う重要な所見である．直腸診は肛門・直腸損傷の診断には有用であるが，前立腺の高位浮動（high-riding prostate）は後部尿道外傷の診断には感度が低く，有用ではない[11]．

## 3 初期対応

### 1）急性期治療

後部尿道外傷治療のアルゴリズムを図7[8,11]に示す．外傷後急性期（受傷14日以内）の治療は尿道カテーテル挿入もしくは膀胱瘻造設による尿ドレナージルートの確保にとどめる．即時の尿道形成術は侵襲的であること，そして受傷直後は損傷した尿道と正常な尿道の見極めがむずかしいことから推奨されない[8]．膀胱頸部，直腸の合併損傷がある複雑性損傷の場合，つまり修復しないと骨盤内膿瘍など重篤な感染症のリスクがある場合に限り，膀胱頸部や直腸の修復と同時に尿道形成術を行うことが許容される．循環動態が不安定な切迫した状況で尿道造影を行う余裕がなければ，習熟した医師が一度だけベッドサイドで尿道カテーテル挿入を試み，挿入不可能であれば無理をせず膀胱瘻を造設する．循環動態が安定していて余裕があれば，尿道造影を行い損傷部の評価を行う．尿ドレナージは内

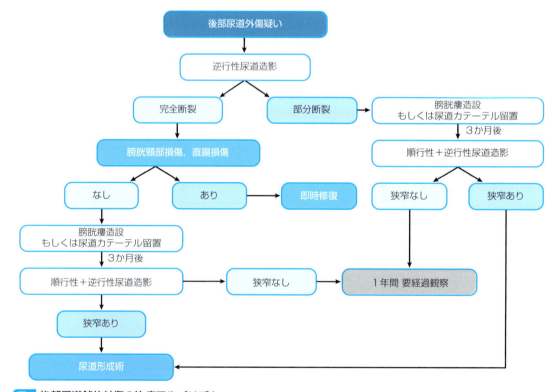

**図7** 後部尿道鈍的外傷の治療アルゴリズム

〔D. J. Summerton, et al.：Urethral trauma. EAU guidelines on urological trauma. Eur Urol 2014：43-61．およびGómez RG, et al.：SIU/ICUD consultation on urethral strictures: pelvic fracture urethral injuries. Urology 2014；83：S48-58．より作成〕

視鏡下もしくは透視下に尿道カテーテルの挿入を試みる（primary realignment）か，尿道には手を加えずに膀胱瘻を造設するかの選択がある．両者の是非は議論が分かれており，primary realignmentは膀胱瘻造設に比べて尿道狭窄症の発生率が低く，仮に狭窄した場合も尿道の連続性が確保されていて後の尿道形成術が容易になるという意見がある一方[13]，外傷直後の損傷した尿道にカテーテルを挿入することで偽尿道や瘻孔を形成するリスクや，狭窄が複雑になる可能性があるため，primary realignmentは好ましくないという意見もある[14, 15]．いずれにしても，primary realignmentを行う場合は習熟した医師が1〜2回程度ごく慎重に行うにとどめておくべきであり，挿入不可能な場合は無理をせずに速やかに膀胱瘻造設を行う．

## ④ 搬送後の注意事項

### 1）続発する尿道狭窄症に対する待機的治療

尿道外傷後は高率に尿道狭窄症を発症するため，外傷直後に排尿可能であったとしても，少なくとも1年間は注意深く経過観察する必要がある．外傷後の炎症や線維化が完全に沈静化するまで（通常は外傷後3か月程度）待機し，尿道の評価を行う．内尿道切開や尿道ブジーを行っている症例では，それらの尿道操作を一切中断し，膀胱瘻を造設して3か月ほど尿道の安静を保ち，尿道造影やMRIにより狭窄部の評価を行う．狭窄が確認された場合の理想的な治療は開放手術による尿道形成術（狭窄部切除・尿道端々吻合）である．尿道形成術は会陰部の狭い創から骨盤内の奥深くを正確に操作する必要があること，そして，外傷により正常な解剖学的構造が失われた後の著しい瘢痕のなかから断裂，偏位した尿道盲端を同定し，瘢痕を残すことなく，緊張なく尿道を吻合する必要があることから，泌尿器科領域では最もchallengingな手術（図8）と考えられている[16]．外傷により偏位した尿道盲端と吻合するために，①尿道の完全な授動，②左右陰茎海綿体の分離，③恥骨下縁切除，④尿道海綿体の腹側への移動（urethral rerouting）を必要に応じて追加する[17]．難度の高い手術であるが，エキスパートの成功率（症状の悪化がなく，ブジーなどの追加処置を一切要さずに良好な尿勢を保つこと）は

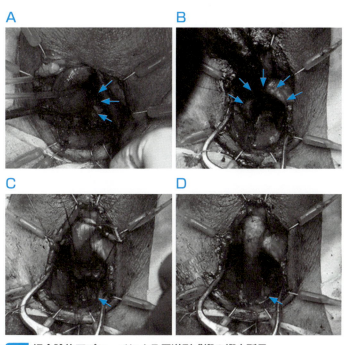

**図8 経会陰的アプローチによる尿道形成術の術中所見**
A：尿道の完全な授動．← は尿道断裂部を示す．B：瘢痕におおわれた尿道中枢側盲端（←）．C：尿道への運針後．← は尿道中枢側盲端を示す．D：尿道吻合後．← は尿道吻合部を示す

90％以上ときわめて良好である[15, 18, 19]．部分断裂例で，ごく短く瘢痕の薄い，内腔閉塞のない症例に限定して，内尿道切開の選択肢が残されているが[8]，一度でも再狭窄した場合は尿道形成術の適応である．再狭窄例に内尿道切開やブジーを繰り返すことは，単に治癒的でないばかりか，尿道に無用なダメージを与えて後の尿道形成術の成功率を下げるため避けるべきである[20]．

## おわりに

　後部尿道外傷は決して致死的な外傷ではないが，適切に治療しないと尿道狭窄症などの重篤な後遺障害を残し，著しいQOLの低下を招く．限られた症例数と手術難度の高さから，手術経験の豊富な施設への症例の集約が最も重要と考える．

### 文　献

1) 日本外傷学会, 他：外傷初期診療ガイドラインJATEC(改訂第4版). へるす出版, 2012.
2) JPTEC協議会（編）：改訂第2版 JPTECガイドブック. へるす出版, 2016.
3) 布施　明, 他（編）：事態対処医療Tactical Medicine Essential. へるす出版, 2015.
4) Nnamani NS, et al.：Genitourinary injuries and extremity amputation in Operations Enduring Freedom and Iraqi Freedom: Early findings from the Trauma Outcomes and Urogenital Health（TOUGH）project. J Trauma Acute Care Surg 2016；81(5 Suppl 2 Proceedings of the 2015 Military Health System Research Symposium)：S95-99.
5) Banti M, et al.：Improvised explosive device-related lower genitourinary trauma in current overseas combat operations. J Trauma Acute Care Surg 2016；80：131-134.
6) Janak JC, et al.：Epidemiology of Genitourinary Injuries among Male U.S. Service Members Deployed to Iraq and Afghanistan: Early Findings from the Trauma Outcomes and Urogenital Health（TOUGH）Project. J Urol 2017；197：414-419.
7) Andrich DE, et al.：Proposed mechanisms of lower urinary tract injury in fractures of the pelvic ring. BJU Int 2007；100：567-573.
8) D. J. Summerton, et al.：Urethral trauma：EAU guidelines on urological trauma. Eur Urol 2014：43-61.
9) Andrich DE, et al.：The nature of urethral injury in cases of pelvic fracture urethral trauma. J Urol 2001；165：1492-1495.
10) 堀口明男, 他：後部尿道外傷に対する尿道形成術後の尿禁制に関する検討. 日本排尿機能学会雑誌 2014；25：304-308.
11) Gómez RG, et al.：SIU/ICUD consultation on urethral strictures: pelvic fracture urethral injuries. Urology 2014；83：S48-58.
12) Chapple C, et al.：Consensus statement on urethral trauma. BJU Int 2004；93：1195-1202.
13) Koraitim MM：Effect of early realignment on length and delayed repair of postpelvic fracture urethral injury. Urology 2012；79：912-915.
14) Tausch TJ, et al.：Unintended negative consequences of primary endoscopic realignment for men with pelvic fracture urethral injuries. J Urol 2014；192：1720-1724.
15) Horiguchi A, et al.：Primary Realignment for Pelvic Fracture Urethral Injury Is Associated With Prolonged Time to Urethroplasty and Increased Stenosis Complexity. Urology 2017；108：184-189.
16) Koraitim MM：On the art of anastomotic posterior urethroplasty: a 27-year experience. J Urol 2005；173：135-139.
17) Mundy AR：Anastomotic urethroplasty. BJU Int 2005；96：921-944.
18) Koraitim MM, et al.：Perineal repair of pelvic fracture urethral injury: in pursuit of a successful outcome. BJU Int 2015；116：265-270.
19) Flynn BJ, et al.：Perineal repair of pelvic fracture urethral distraction defects: experience in 120 patients during the last 10 years. J Urol 2003；170：1877-1880.
20) Culty T, et al.：Anastomotic urethroplasty for posttraumatic urethral stricture: previous urethral manipulation has a negative impact on the final outcome. J Urol 2007；177：1374-1377.

### 参考文献

・堀口明男：尿道狭窄症. 法研, 2015.

（堀口明男・田脇　渉）

◆各論　C. 外傷別レクチャー

# 5 四肢外傷

**Check Point**

❶ 四肢外傷は戦場において受傷頻度が最も高い外傷であり，緊急性の高い状態を理解することは重要である．
❷ 大腿骨骨折，開放骨折，出血の制御できない損傷，切断は緊急性が高く現場での適切な初期対応が求められる．
❸ 適切な初期対応により，防ぎえる外傷死／後遺障害を回避することができる．

　四肢外傷は，主要な動脈損傷や切断肢など大量出血を伴う場合を除き，命を脅かす状況となることは少ない．しかし，四肢は戦場においては受傷頻度が最も高い部位であると報告されており[1]，テロリズムなどによる攻撃で発生しうる状況においても，同様に多いことが予想される．米国における戦術的戦傷救護（tactical combat casualty care：TCCC）では"防ぎえる外傷死（preventable trauma death）"を減らすために止血が重要視されているが，その1つに出血制御困難な四肢損傷に対する処置が含まれている．また，早期に適切な処置が行われない場合，永続的な機能障害を残すことがあり[2]，初期対応での見落としや不適切な治療により発生した機能障害は防ぎえる外傷後遺障害（preventable trauma disability）とよばれる．現場で行える処置は，十分な装備がないためきわめて限られているが，この防ぎえる外傷死と防ぎえる外傷後遺障害を回避するために可能な処置は実施しなくてはならない．
　本項では，上記の観点から緊急性の高い四肢外傷について，診断と初期対応を中心に述べる．

## I．緊急性の高い四肢外傷

　四肢は，骨や関節などの支持組織と筋，皮膚，神経，血管などからなる軟部組織から構成されている．一般的にスポーツを含め日常生活において遭遇する，捻挫や筋挫傷（いわゆる肉離れ）は緊急性が低い．緊急性が高い四肢外傷とは，大量出血のようにその場で処置を行わなければすぐに命にかかわるような状況や，開放骨折のようにすぐに専門治療が可能な施設へ搬送しなければ感染症合併や機能予後の低下が想定される場合である．具体的には，①大腿骨骨折，②開放骨折，③主要動脈損傷を伴い出血が制御できない損傷，④四肢切断，があげられる．そのほか，おもに患者を救助するときに覚えておかないといけない病態としてクラッシュ症候群（コラム参照）がある．

## II．大腿骨骨折

###  概　要

　外傷ではいかなる損傷でも血管の破綻を伴うが，骨折においても同様である．出血源は，血管，周囲軟部組織ほか，骨髄があげられる．大腿骨は四肢のなかで最も大きな骨であり，血管損傷がなかったとしても片側の骨折で約1,000〜2,000 mLの出血があると見積もり対応しなくてはならない（表1）．

災害現場で素早く重症患者を選別するトリアージにおいても，両側の大腿骨骨折患者は重症と判定されるように，外出血がなかったとしても過小評価をしてはならない．その理由は，大腿骨周囲には強靱で大きな筋肉が存在し，骨折により筋肉が短縮すると，血液が貯留するスペースが新たにできてしまうことなどが関係している．また，骨片断端が周囲軟部組織に刺さり二次的な損傷を引き起こす可能性もある．

## 2 診断・評価

負傷者が大腿部の痛みを訴えていることや，変形や腫脹，脚長差（踵の位置が左右で異なること），外転位（足先が外を向いている状態）などの身体所見とあわせて骨折を疑う（図1）．

## 3 初期対応

現場で行える初期対応は，骨折部位の安定化である．理想的には，骨折によって短縮した筋肉を牽引し，整復固定をすることである．正しい牽引固定は，前述の筋肉の短縮によってできた血液貯留スペースを減少させ，二次的損傷を防ぐとともに骨折による疼痛の緩和にもつながる．十分な装備がない状況では，ほうきや木の枝，傘など即席の副木を探して行う（図2）．現実的に牽引はできないが，最低限の固定は期待できる．

## 4 搬送後の注意事項

病院においては，各種検査を含めて循環の評価を確実に行い，適切な牽引固定（直達牽引）に切り替える，あるいは観血的整復固定術を実施する．

**表1 骨折に伴い想定される出血量**

| 骨折部位 | 想定される出血量（mL） |
|---|---|
| 骨　盤 | 1,000〜4,000 |
| 上腕骨 | 300〜500 |
| 大腿骨 | 1,000〜2,000 |
| 下腿骨 | 500〜1,000 |

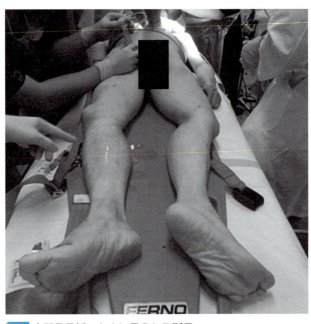

**図1 大腿骨骨折のときに見られる所見**
交通外傷で搬送された左大腿骨骨折の患者．骨折している左足は，右足と比較すると足が外側に開き回転（外転）しており，踵の位置も頭側にある（脚長差がある）ことがわかる

## Ⅲ. 開放骨折

### 1 概　要

周囲の軟部組織が高度に損傷し骨が露出してしまっている骨折を指す(図3)．軟部組織が保たれている閉鎖性骨折と比較して，より大きな外力が加わっていることが多く，骨折形態はより複雑に，出血量は大きくなるなど，一般的には重症度は高くなる．バリア機能をはたしている皮膚が損傷しているため，本来無菌であるべきスペースに細菌が侵入し感染の危険性が増大する．ひとたび骨に感染が生じると，治療期間が大幅に延長するだけではなく，最悪の場合，切断を考慮しなくてはならない状況に陥ることもあり，機能予後にも大きく影響しうる．

### 2 診断・評価

開放創があり創部から骨が露出していれば診断は容易であるが，露出していなくても脂肪滴(折れた骨から出る骨髄の成分)が認められる場合は開放骨折として扱う必要があり，判断が困難である場合も少なくない．

### 3 初期対応

骨折そのものの治療は成書に譲るが，前述のとおり細菌感染を起こさないため早期に創部の洗浄を行い，異物を除去すること(デブリードマン)が重要である．骨折の程度にもよるが，最低でも数Lの生理食塩水を使用し十分に洗浄を行う必要がある．それらの処置は，基本的に清潔な環境が担保される病院の手術室などで行う必要があるため，現場ですべきことは適切な止血処置と副木固定を行い，早期に病院に搬送ができる準備をすることである．開放骨折が疑われるが，止血処置により創部が十分に観察できない場合は，開放骨折として扱い無理に観察を行わず止血を優先すべきである．

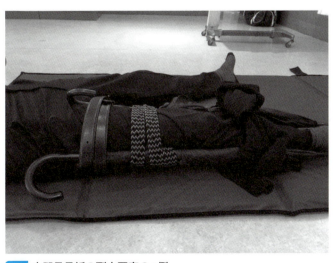
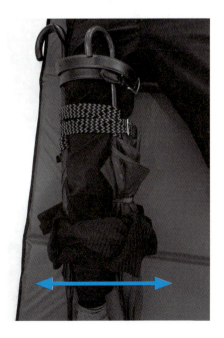

**図2 大腿骨骨折の副木固定の1例**
右大腿骨骨折患者に対する即席固定の1例．ベルト，傘，長そでTシャツを使用している．近位部の骨折には不適切であるが，骨幹部骨折であれば少なくとも左右方向(◀▶)に対する固定性は最低限保たれる．有効な牽引を現場で実施することは困難である

## ④ 搬送後の注意事項

開放骨折は初期の確実なデブリードマンが非常に重要であり，不十分な初期治療は，いわゆる防ぎえる外傷後遺障害を招きうる．院内に十分な治療経験のある医師がいない場合は，躊躇せず専門施設への転院を検討すべきである．一般的には，適切なデブリードマンを行い，汚染の程度に応じて創外固定を行い二期的手術を計画することになる．

## IV. 主要動脈損傷を伴い出血が制御できない損傷

### ① 概　要

主要な動脈を損傷すると，生命を脅かすような大量出血をきたすだけではなく，損傷部位より末梢側への血流が大きく損なわれ，患肢の骨格筋や神経に不可逆性変化が起こり，患肢の機能予後が著しく低下し，最悪の場合患肢を失う可能性もある．拍動性の出血がある場合は，動脈損傷を疑うことは容易であるが，鈍的外傷においては，血管が損傷していなくとも血栓が形成されることで血流が遮断され，虚血症状が出現し同じ経過をたどることがある．

### ② 診断・評価

現場において表2のような症状がみられた場合は，主要な動脈損傷があることを疑う必要がある．拍動性の出血が外見上あきらかである場合は，比較的診断は容易である．しかし外見上出血がない場合は，局所の所見と，損傷部位より末梢側での所見の異常から疑うことになる．太い動脈から出血している場合，適切な圧迫が加わらない限りは自然に止血されることはなく，時間とともに皮下血腫（いわゆる内出血）は大きくなる．また，損傷部位より末梢側は血流が低下するため，色が白い，感覚が鈍くなる，動かしづらい，痛みがでる，脈が触れない，皮膚が冷たい，などの虚血症状が出現する．

### ③ 初期対応

上記の不可逆性変化は，数時間の阻血があると出現してくるため，可能な限り速やかに外科的治療を行い，血流を再開させる必要があるが，現場においては確実な止血を行うことが優先される．適切な緊縛止血を行う必要があるが，詳細は各論A-2 止血の項を参照．

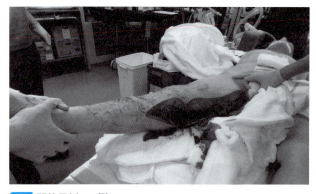

**図3　開放骨折の1例**
交通外傷で搬送された右大腿骨開放骨折の患者．大腿部内側に大きな開放創があり，大腿骨を直下に触れる．初療室では異物除去，圧迫止血を行い，手術室で洗浄・デブリードマンと創外固定が行われた

**表2　動脈損傷を疑うおもな身体所見**

1) 拍動性の出血
2) 時間とともに大きくなる皮下血腫（いわゆる内出血）
3) 局所的な虚血を示唆する所見（色が白い，触られた感覚が鈍い，動かしづらい，痛い，脈がふれない，皮膚が冷たいなど）

## 4 搬送後の注意事項

不可逆的変化が起きる前に迅速な血行再建を要するが，血管損傷の正しい診断が治療の第一歩である．造影CTを撮影して評価を行うとともに，血管外科に精通した医師と血行再建の戦略を立てることになる．また，阻血時間を短縮させるものとしてtemporary vascular shuntがあり，temporary intravascular shunt（TIVS）やcross limb vascular shunt（CVS）を必要に応じて使い分ける．

## V．四肢切断

### 1 概　要

切断とは，皮膚，血管，骨，神経といったすべての組織が損傷され，身体から切り離されている状態を指す（図4）．前述の開放骨折や動脈損傷とも重複するが，切断は現場で迅速な止血が行われないと生命を脅かす状態になり，その後の専門治療へ適切につなげなければ，深刻な機能障害をもたらす可能性がある．止血についてはすでに述べたので，ここでは搬送までに現場で行うべき処置として，切断肢の搬送までの扱いを中心に解説する．

### 2 診断・評価

診断は，外見上組織の連続性が途絶している場合は容易である．しかし，高度な挫滅創を伴う場合は，一見連続性が保たれているようにみえること（図4A）がある．現場での評価は止血が最優先されるため，どちらであってもまずは確実な止血を行い，可能であればその後評価を行う．止血の詳細は各論A-2 止血の項を参照．観察すべき点は，連続性があるかどうかであるが，止血処置により創が観察できない，あるいは血餅（血の塊）により詳細な観察ができないことも多いため，詳細な観察にこだわるべきではない．

### 3 初期対応

四肢切断の治療は，専門家の技量や経験に左右されることが多いが，現場では常に再接着術を見据えた対応を行う必要があり切断肢を含めた対応が重要である．まず，断端部については，湿らせた被覆材（ガーゼなど）と包帯で十分に覆い，露出している組織の乾燥を防ぐ．覆うときは過度な圧力をかけることは避けるべきである．

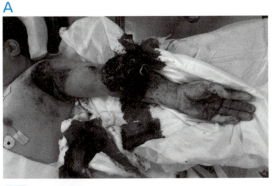
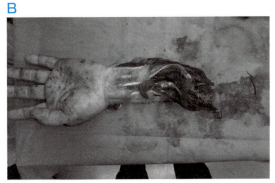

**図4 左上肢断裂**
ローラーに左上肢を巻き込まれて受傷した左上腕の切断症例
A：左肘で軟部組織は完全に断裂しており，わずかな表皮のみでつながっている．また左腋窩にも挫滅創を認める
B：左前腕の切断肢．皮膚の一部は左上腕部断端形成術に使用されている

また，切断肢も同様に保護を行う．切断肢を現場で検索し発見した場合は，同じく断端を保護したのち，プラスチックの袋に入れたうえで，氷水に入れ保存する．冷却することで阻血による組織障害を抑えることができる．直接氷水にいれることは，組織障害を逆に助長させる可能性があるため避ける．

## ④ 搬送後の注意事項

切断肢の治療は，全身状態はもとより骨，軟部組織を含めたすべての損傷形態を把握したうえで，施設や担当専門医師の技量に応じて判断をすべき高度な専門治療である．切断を決断するための指標として，Mangled Extremity Severity Score（MESS）などいくつかの指標は存在するが，あくまで個別に判断すべきである．主要動脈損傷と同じく，治療経験に乏しいチームしかいない場合は再建経験の豊富な施設に転送することを考慮すべきである．

### おわりに

四肢外傷において，緊急性の高い状態である項目について説明した．重症体幹部外傷と異なり，非医療従事者であったとしても初期対応によっては救える命が比較的存在する．各論A-2 止血の項とあわせて防ぎえる外傷死をまずは回避できるように努めたい．

### 文　献

1) Tang N, et al.：Tactical and Protective Medicine. Cambridge University Press, 2009：165-173.
2) Pape HC, et al.：Predictors of late clinical outcome following orthopedic injuries after multiple trauma. J Trauma 2010；69：1243-1251.
3) Oda J, et al.：Analysis of 372 patients with crush syndrome caused by the Hanshin-Awaji earthquake. J Trauma 1997；42：470-475.

（寺山毅郎）

## Column ♦ クラッシュ症候群

現場において火器による直接的な傷害ではなく，家屋などの倒壊により四肢が挟まれて受傷することも十分に考えられる．このような負傷者に対しては，クラッシュ症候群が発生する可能性があるため安易に救出を試みてはならない．

クラッシュ症候群とは，四肢や臀部などを長時間圧迫され，その圧迫を解除したのちに出現する症候群のことである．特に，致死性不整脈を起こした場合は，元気であった負傷者が救助後に突然死に陥ることがあり，先の阪神・淡路大震災でも多数発生したと考えられている[3]．

発生機序は次のとおりである．四肢が長時間圧迫されると，数時間で筋細胞の壊死が始まり，そこからさまざまな物質が流出し，血流を介して速やかに全身にいきわたる．流出すると問題になるおもな物質は，カリウムとミオグロビンである．カリウムは，血中濃度が高くなると心室細動などの致死性不整脈の原因となる．ミオグロビンは，筋に含まれる赤色タンパク質であり，大量に流出した場合，腎臓の尿細管を閉塞させ腎機能を急激に悪化させる（横紋筋融解症と急性腎不全）可能性がある．腎機能の悪化は，血中のカリウム濃度をさらに上昇させる原因にもなる．

対処方法は救助前に生理食塩水を十分に投与することや，重炭酸水素ナトリウムの投与，または挟圧部位の近位側で緊縛止血をあらかじめ行い，前述の病態予防をすることである．したがって，初期対応についてはトレーニングを積んだ医療従事者である必要があり，現場で行うことは挟圧外傷でクラッシュ症候群を発症する可能性があることを認識し，医療チームへ救助要請をすることである．外見上重篤感はなく，身体所見に乏しいことも多く，圧迫される部位と強さにもよるが，2時間以上挟圧されている状況であれば，クラッシュ症候群を念頭において行動することが重要である．

◆各 論　C. 外傷別レクチャー

# 6 熱 傷

### Check Point

1. そのほかの外傷と同じく，気道・呼吸・循環の安定と保温が重要である．
2. 体表の熱傷にとらわれて，気道熱傷やそのほかの外傷（特に爆傷）の合併を見逃さない．
3. 熱傷範囲に応じて適切な輸液を行う．

爆弾によるテロや付随する火災によって患者は熱傷をきたす可能性がある．大量負傷者の発生する事件（mass casualty incident）では 20～30 % の患者が熱傷患者であり[1]，事態対処医療において熱傷患者は少なくない．また，爆発による外傷では約 40 % の負傷者が熱傷を合併することが知られており[2]，爆弾テロの負傷者では熱傷が 15 % の割合で報告されている[3]．つまり，事態対処医療においては爆傷による外傷と熱傷が合併している例が少なくない．爆傷による外傷がある場合には優先的に外傷の治療を行う．一見外傷がない場合でも，頭蓋内出血や肺胞損傷や腹腔内臓器損傷をきたしていることがあるため注意が必要である．これらの外傷がない場合は，通常の熱傷と同様に治療する．

## Ⅰ．熱傷の救急救護

熱傷の初期治療は熱傷の進行の抑制と気道・呼吸・循環の安定，低体温予防を主軸として行う．熱傷は一見すると重症であるが，気道さえ保たれていれば即座に命が脅かされる可能性は低い．よって，熱傷のほかに致死的となる外傷がある場合はそちらの治療を優先して行う．見た目が派手な熱傷にとらわれて外傷を見逃してはならない．また，熱傷では当初は気道開通していても，時間の経過とともに遅発性の気道閉塞をきたす可能性があるため，気道の評価は繰り返し行うことが重要である．

### ① 概　要

#### 1) ホットゾーン

まずは周囲の脅威を排除し状況を確認する．負傷者を確認し，衣服が燃えている場合は消火する．呼びかけて気道を確認し，大量出血があるならば止血を行う．負傷者を火災や爆発物の危険のないエリアまで搬送する．ターニケット（止血帯）を用いなければ制御できないような大量出血がある場合は，熱傷よりも出血に対する治療を優先する．

#### 2) ウォームゾーン

再度止血と気道の確保を確認し，緊張性気胸など呼吸に異常をきたす病態の合併がないかを観察する．治療の妨げとなる装備や衣服を外す．燃えた衣服や，時計や指輪などの貴金属は熱傷を進行させるため，可能な限り除去する．熱傷の進行を止めるために，熱感を伴う部位は水を用いて冷却してもよい[1,4～6]．出血の合併など，循環を不安定にさせる要因がある場合は静脈路の確保と細胞外液の投与を開始する．また熱傷患者は低体温に陥りやすいため，保温を可能な限り行い後送に備える[1,6,7]．

### 3）コールドゾーン

　安全なエリア（コールドゾーン）へと患者を搬送したら，再度止血を確認し，患者の気道・呼吸・循環・意識と熱傷の重症度を評価し，安定化処置を行う．安定化処置は熱傷患者の生命を後送病院まで保ち，治療につなげるための処置である．安定化処置と並行してさらなる後送のための準備を行う（図1）．

## ② 診断・評価

### 1）意識障害

　意識レベルについて評価を行う．Japan Coma Scale（JCS）やGlasgow Coma Scale（GCS）を用いる．簡便にAVPU〔A：alert（覚醒して見当識あり）＋V：verbal stimuli（声かけに反応）＋P：painful stimuli（痛み刺激に反応）＋U：unresponsiveness（反応なし）〕で評価してもよい．

　熱傷のみで意識障害となることはなく，意識障害をきたす場合は，気道閉塞，外傷（主として頭部外傷）・一酸化炭素中毒，シアン化合物による中毒，既往疾患の合併が疑われる．一酸化炭素中毒は一見，酸素飽和度は正常にみえるが，正常な酸素供給が阻害されている．診断にはCOモニターが有用であるが，利用できない場合は身体所見で皮膚・口唇の鮮紅化など，一酸化炭素中毒を疑う所見があれば酸素投与を行う[2]．

## ③ 初期対応

### 1）A：気道管理

　熱傷患者は気道熱傷や蘇生輸液の影響で遅発性に気道閉塞をきたす可能性があり，気道は繰り返し継続的に評価する必要がある．気道熱傷による喉頭浮腫や声門の狭窄・気管支の浮腫，前頸部の浮腫による喉頭圧迫によって起こる．当初は気道が開通していても受傷後の24〜48時間は遅発性に気道閉塞をきたす可能性が高く，注意が必要である．病歴として狭い空間での受傷や，煙の吸入がある場合には気道熱傷の可能性が高い．気道熱傷を疑う所見として顔面熱傷，口腔内や鼻腔の煤，炭化物が混ざった痰，喘鳴，嗄声，呼吸困難感，咽頭痛，咽頭の発赤・腫脹は気道熱傷の合併を強く疑う所見である．気道熱傷を疑った場合は呼吸障害の有無や呼吸音の異常がないか確認し，可能ならば酸素飽和度のモニタリングを開始する．当初の評価で問題がなくとも，遅発性に気道狭窄をきたす可能性があるため継続的に評価を行う．もし気道狭窄を疑う所見がある場合は，酸素投与と必要ならバッグバルブマスクによる補助呼吸を行う．高度な気道狭窄で窒息をきたしている場合や，気道閉塞を今後きたしそうな場合は，気管挿管や輪状甲状靱帯切開を行い気道確保する．気道熱傷がなくとも蘇生輸液による喉頭浮腫で気道閉塞をきたす可能性もあるため，気道評価は継続的に行う[8]．災害時など大量負傷者が発生する場合は，気道熱傷が疑われる患者は特に目の届く位置でモニターするように留意する．

### 2）R：呼吸管理

　呼吸の左右差，深さ，回数，酸素飽和度モニターにより評価する．熱傷患者は一酸化炭素を吸入している可能性があるため，リザーバー付きマスクで高流量の酸素投与を開始する[7]．緊張性気胸の所見には常に注意する．

### 3）C：循環管理，蘇生輸液

　熱傷に対する蘇生輸液を行う．蘇生輸液の量を決定するために熱傷面積と熱傷深度の評価を行う．熱傷面積の評価は9の法則を用いて行う（図2）．9の法則とは成人の身体の多くが体表面積の9％の倍数により分けられるという事実に基づき，大まかな熱傷面積を判断するのに用いる．小児では5の法則を用いる．患者の手掌が体表面積の約1％であるという考えに基づく手掌法も有用な方法である（図3）．熱傷深度は皮膚のどの層まで熱傷が及んでいるかでI度からIII度まで大別される（図4）．II度20％を超える熱傷では輸液による蘇生が必要である．

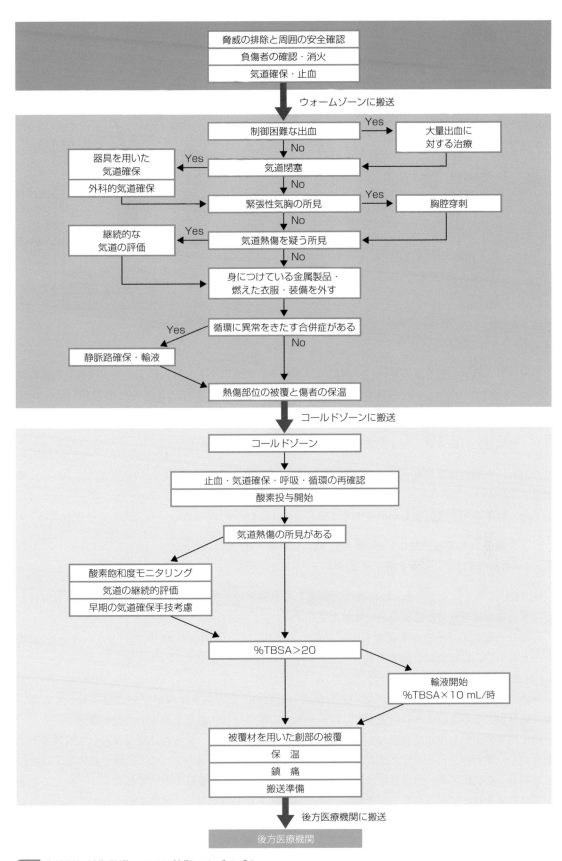

**図1** 事態対処外傷救護における熱傷アルゴリズム

% TBSA：% of total body surface area

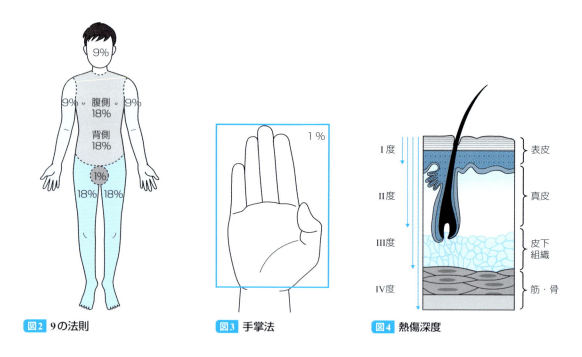

図2 9の法則　　図3 手掌法　　図4 熱傷深度

　熱傷に対する蘇生輸液量の算出には複数の公式があるが，簡便さを重視して米軍の戦術的戦傷救護（tactical combat casualty care：TCCC）に準じたものを用いる．II度・III度の熱傷面積（% of total body surface area：% TBSA）を四捨五入したものに10を乗算したものが時間あたり輸液量である．

> 時間あたり輸液量：% TBSA（II度・III度）×10　（mL/時）

　ただし，患者の体重が40〜80 kgまでの場合で，これ以上の体重だと10 kg増えるごとに100 mL/時増量する．
　また，以下の米国熱傷学会が推奨するABLS（advanced burn life support）の公式を用いてもよい[2]．

> 受傷後24時間輸液量：2×体重×% TBSA（II度・III度）　（mL）
> （最初の8時間で半量を投与する）

　% TBSAが40 %までであれば待機的に輸液しても弊害は少ないとされているため，もし資器材が不足する場合は重症者から優先的に輸液を使用する．
　可能なら尿道カテーテルを留置して尿量をモニタリングし，尿量が1時間あたり0.5〜1 mL/kg/時を超える場合には輸液量を減量する．

### 4）H：保温，創部処置

　熱感を伴う部位がある場合は熱傷の進行を止めるため，常温の水を用いて3〜5分冷却してもよいが，低体温にならないように留意する．冷水や氷での冷却は低体温をきたすため行わない．
　熱傷患者は正常な皮膚を喪失しているため低体温に陥りやすい．低体温は凝固障害や末梢循環不全をきたし，患者の予後を悪化させる．熱傷患者では初期治療・搬送のすべての段階で低体温予防の措置を講じる必要がある．熱傷部位は乾いた清潔なガーゼや創傷被覆材を用いて被覆する．決して患者を濡れたままにしてはならない．その後，ブランケットや毛布を用いて保温を行う．保温用の専用資材があるなら利用する[1,2]．

## ④ 搬送後の注意事項

### 1）安定化処置後・搬送

　熱傷は非常に強い痛みを伴う．患者の安定化処置が終了した後に，疼痛が強い場合にはフェンタニルやモルヒネなどの鎮痛薬を使用してもよい．搬送に備えて行った処置を記録する．特に熱傷面積と行った輸液の量，尿量はその後の治療に影響するため，漏らさず記入する[8]．搬送中の低体温を予防するために車内の温度は高めに設定する[2]．

### 2）搬送先の病院の選定

　熱傷は気道確保と蘇生輸液を行えば，植皮などの根治的な治療は急を要さない．特に医療資源の不足する災害時は，熱傷の専門治療が可能な施設は飽和することが予想される．搬送先は救命処置をなるべく早く行うという観点から選定するのが望ましい．熱傷面積が10％を超える広範囲熱傷やIII度熱傷，四肢の関節の熱傷などは非災害時なら熱傷センターの適応であるが，外傷の合併例やバイタルサインの大きな異常がある場合を除いて，直近の二次救急施設を選定することも可能である．その後は，生命の危険がない状態と判断した段階で熱傷センターに転送する．熱傷は根治的な治療まで時間的余裕があり長距離搬送も可能であることから，近隣の施設が飽和した場合には航空機を用いた広域航空搬送も考慮する[8]．

### 3）搬送後の処置

　搬送後は気道・呼吸・循環・意識・環境を再度評価し，そのほかの外傷の合併がないか入念に確認を行う．その後，熱傷部位の洗浄と被覆を行い，尿量に応じて輸液管理を継続する．

## おわりに

　事態対処医療における熱傷でも，それぞれのゾーンにおいて可能な範囲でD-MARCHアプローチ（総論A-3 ウォームゾーン：コレクションポイントにおける救命処置の項を参照）に基づいて対応していくのが基本である．体表の熱傷だけにとらわれず，気道熱傷やそのほかの外傷の合併を見逃してはならない．また，決して患者を低体温としないよう留意する．

### 文献

1) Bennett BL, et al.：Tactical Combat Casualty Care: Transitioning Battlefield Lessons Learned to Other Austere Environments. Wilderness Environ Med 2017；28：S3-S4.
2) Goodwin C, et al.：ABLS Provider Manual 2011. American Burn Association, 2011.
3) Edwards DS, et al.：40 years of terrorist bombings - A meta-analysis of the casualty and injury profile. Injury 2016；47：646-652.
4) Barillo DJ：Burn disasters and mass casualty incidents. J Burn Care Res 2005；26：107-108.
5) Wipfler EJ III, et al.：Soft-Tissue Injuries. Tactical Medicine Essentials. Jones & Bartlett Learning, 2010：268-283.
6) Renz EM, et al.：Acute Burn Care. In：Savitsky E, et al.（eds），Combat Casualty Care: Lessons Learned from OEF OIF. The Office of the Surgeons General Borden Institute, 2012：593-638.
7) William G, et al.：A Brief History and the Pathophysiology of Burns. In：The Textbook of Military Medicine Conventional Warfare: Ballistic Blast and Burn Injuries. US Army Medical Department Center and School, 2017：337-348.
8) Renz EM, et al.：Long range transport of war-related burn casualties. J Trauma 2008；64：S136-145.

〈寺重　翔・吉村有矢〉

# ◎ 索　引 ◎

## 和文

### 【あ】
アイシールド・・・・110
アセトアミノフェン・・・・72
安全区域への早期脱出・・・・11
安全の確保・・・・24

### 【い】
イスラエル包帯・・・・45
一次爆傷・・・・89
一方向弁・・・・59
一酸化炭素中毒・・・・132
インパクト駆動型〔骨髄路確保器具〕・・・・62

### 【う・え・お】
ウォームゾーン・・・・15, 32
英国内務省科学開発部門・・・・96
オールジャパン体制構築・・・・8
オピオイド・・・・73

### 【か】
ガーゼパッキング・・・・40
外嘴切開・・・・116
外傷
――，化学眼・・・・117
――，顎顔面・・・・105
――，眼・・・・113
――，後部尿道・・・・119
――，四肢・・・・125
――，穿孔性眼・・・・113, 114
――，穿通性頭部・・・・99
――，耐弾時鈍的・・・・19, 94
――，鈍的頭部・・・・99
――，複合型・・・・88
回復体位・・・・49
開放骨折・・・・127
化学眼外傷・・・・117
下顎挙上法・・・・50
下顎骨骨折・・・・108
顎顔面外傷・・・・105
顎顔面多発骨折・・・・109
角結膜異物・・・・113
角膜上皮障害・・・・111
角膜穿孔・・・・115
眼外傷・・・・113
――，化学・・・・117
――，穿孔性・・・・114
眼窩コンパートメント症候群・・・・116
顔面の損傷・・・・48

### 【き】
気管挿管・・・・51
――，用手経口・・・・51
気道・・・・49
――管理・・・・54
――緊急・・・・48
――熱傷・・・・131
――閉塞・・・・105
――を開通させる体位・・・・49
気道確保・・・・16, 48
――，外科的・・・・4, 51
――，用手的・・・・49
急性呼吸促迫症候群・・・・97
脅威の抑制・・・・11
胸腔穿刺・・・・4, 16, 57
頬骨骨折・・・・108
挙上法
――，下顎・・・・50
――，頭部後屈顎先・・・・50
緊張性気胸・・・・57

### 【く・け】
クラッシュ症候群・・・・130
軽症頭部爆傷・・・・89
経鼻エアウェイ・・・・50
外科的気道確保・・・・4, 51
ケタミン・・・・71, 73

### 【こ】
抗菌薬・・・・83
――，予防・・・・86
膠質液・・・・78
後送・・・・18
――要請・・・・67
後部尿道外傷・・・・119
後面痕跡（BFS）・・・・94, 95
コールドゾーン・・・・32
呼気終末二酸化炭素濃度・・・・21
骨髄炎・・・・61
骨髄輸液・・・・61
骨髄路確保・・・・61
骨折
――，下顎骨・・・・108
――，顎顔面多発・・・・109
――，頬骨・・・・108
――，上顎骨・・・・108
――，大腿骨・・・・125
固定用ストラップ〔ターニケット〕・・・・38
固定用バー〔圧迫包帯〕・・・・43
コレクションポイント・・・・5, 17
コロイド剤・・・・78
コンタクトレンズ・・・・112

### 【さ・し】
三脚姿勢・・・・49
視覚障害・・・・110
時間を稼ぐ（buy time）・・・・19
止血
――，迅速な・・・・35, 36
――，直接圧迫・・・・40
――，適切な・・・・35, 37
止血剤包帯・・・・39
四肢外傷・・・・125
四肢切断・・・・129
事態対処医療（TEMS）・・・・2
事態対処外傷救護（TCTC）・・・・2, 15
事態対処外傷救護コース・・・・7
銃創・・・・7
手掌法・・・・134
出血性ショック・・・・61, 76
出血量・・・・77
手動型骨髄針〔骨髄路確保器具〕・・・・62
主要動脈損傷・・・・128
上顎骨骨折・・・・108
晶質液・・・・78
静脈路確保・・・・17, 77
ショック・・・・76
――，出血性・・・・61, 76
――，閉塞性・・・・57
神経血管損傷・・・・120
迅速な止血・・・・35, 36

### 【せ】
声門上器具・・・・50
セファゾリン・・・・85
遷延縫合・・・・83
洗眼・・・・117
穿孔性眼外傷・・・・113, 114
戦術的後送救護・・・・3, 4
戦術的戦傷救護（TCCC）・・・・2, 10
戦術的な緊急処置・・・・18
戦術的野外救護・・・・3, 4
穿通性頭部外傷・・・・99

### 【そ】
創洗浄・・・・83
即席爆発装置（IED）・・・・12, 88
ソフトターゲット・・・・69
損傷
――，顔面の・・・・48
――，主要動脈・・・・128
――，神経血管・・・・120
――，二次性脳・・・・99

### 【た】
ターニケット（止血帯）・・・・3, 33
体位変換法・・・・25
耐性菌出現阻止濃度・・・・84
大腿骨骨折・・・・125

耐弾基準・・・・・・・・・・・・・・・96
耐弾時鈍的外傷（BABT）・・・・19, 94
大量出血・・・・・・・・・・・76, 105
 ———の制御・・・・・・・・11, 31
タクティカルターニケット
 （SOF®TT）・・・・・・・・・・34
多職種連携・・・・・・・・・・・・・8
ダブルリングサイン・・・・・・・・105
ダメージコントロール・・・・・・・79
 ———蘇生・・・・・・・・・・79

**ち**

直接圧迫止血・・・・・・・・・・・40
鎮静・・・・・・・・・・・・・・・71
 ———薬・・・・・・・・・・・21
鎮痛・・・・・・・・・・・・・・・71
 ———薬・・・・・・・・・・・21

**て**

低酸素・・・・・・・・・・・・・・17
適切な止血・・・・・・・・・・35, 37
デブリードマン・・・・・・・・・・83
テロリズム・・・・・・・・・・・・5
点眼麻酔・・・・・・・・・・・・・113

**と**

頭蓋内圧・・・・・・・・・・・・・100
 ———亢進・・・・・・・・・・100
動眼神経麻痺・・・・・・・・・・・101
頭部後屈顎先挙上法・・・・・・・・50
頭部爆傷・・・・・・・・・・・・・103
ドクターヘリ・・・・・・・・・・・20
徒手搬送法・・・・・・・・・・・・25
ドラッギング・・・・・・・・・12, 25
トラネキサム酸・・・・・・・・・・78
トリニトロトルエン・・・・・・・・89

鈍的頭部外傷・・・・・・・・・・・99

**な・に**

ナインライン（9-Line）・・・・・・68
二次性脳損傷・・・・・・・・・・・99
尿失禁・・・・・・・・・・・・・・120
尿道形成術・・・・・・・・・・・・123

**ね・の**

熱傷・・・・・・・・・・・・・・・131
 ———深度・・・・・・・132, 134
 ———面積・・・・・・・132, 134
脳灌流圧・・・・・・・・・・・・・100
脳ヘルニア・・・・・・・・・・・・100

**は**

ハートフォードコンセンサス 9, 46
肺挫傷・・・・・・・・・・・・・・97
爆傷・・・・・・・・・・・・・7, 88
 ———, 一次・・・・・・・・・89
 ———, 軽症頭部・・・・・・・89
 ———, 頭部・・・・・・・・・103
爆弾テロ・・・・・・・・・・・・・88
バッテリーパワードライバー型
 〔骨髄路確保器具〕・・・・・・62
搬送担当責任者・・・・・・・・・・20

**ふ**

ファーストレスポンダー・・・・・・15
ファイアーマンズキャリー・・・12, 26
フェンタニル・・・・・・・・・71, 73
複合型外傷・・・・・・・・・・・・88
負傷者集積場所
 （コレクションポイント）・・・・17
防ぎえる戦傷死・・・・・・・・・・5
ブプレノルフィン・・・・・・・・・74
ブラストチューブ〔爆傷〕・・・・91

プレッシャーバー〔圧迫包帯〕・・・43

**へ**

米国司法研究所・・・・・・・・・・94
閉塞性ショック・・・・・・・・・・57
ペンタゾシン・・・・・・・・・・・74
片麻痺・・・・・・・・・・・・・・101

**ほ**

防衛医科大学校・・・・・・・・・・7
砲火下の救護・・・・・・・・・・・3
膀胱瘻・・・・・・・・・・・・・・122
防護眼鏡・・・・・・・・・・・・・110
ボストンマラソン爆破事件・・・・・9
ホットゾーン・・・・・・・・・10, 32

**ま・め**

麻薬・・・・・・・・・・・・・・・74
迷走神経反射・・・・・・・・・・・90
メトロニダゾール・・・・・・・・・86
メロキシカム・・・・・・・・・・・72

**も**

毛布使用搬送法・・・・・・・・・・29
盲目的経鼻挿管・・・・・・・・・・51
モキシフロキサシン・・・・・・・・85
モルヒネ・・・・・・・・・・・・・71

**や・よ**

薬剤性腎障害・・・・・・・・・・・85
用手経口気管挿管・・・・・・・・・51
用手的気道確保・・・・・・・・・・49
予防抗菌薬・・・・・・・・・・・・86

**り・れ**

リンゲル液・・・・・・・・・・・・78
輪状甲状靱帯切開・・・・・・・51, 53
レーザー誘起衝撃波・・・・・・・・90

---

## 数字・欧文

**数字**

9-Line・・・・・・・・・・・・・・68
9 の法則・・・・・・・・・・・・・134

**A・B**

AEROVAC
 （aeromedical evacuation）・・・・70
BABT
 （behind armor blunt trauma）19, 94
BFS（backface signature）・・・・94, 95
black eye・・・・・・・・・・・・・105
buy time（時間を稼ぐ）・・・・・・19

**C・D**

CASEVAC（casualty evacuation）・・・69
CAT（combat application tourniquet）・34

Cushing 徴候・・・・・・・・・・・101
D-MARCH・・・・・・・・・・・・19

**I・J・L**

i-gel®・・・・・・・・・・・・・・51
IFAK・・・・・・・・・・・・12, 115
IED（improvised explosive device）・12, 88
JPTEC（Japan Prehospital Trauma
 Evaluation and Care）・・・・・・67
Le Fort 分類・・・・・・・・・・・108

**M**

MARCH・・・・・・・・・・・・・3
MEDEVAC（medical evacuation）・・・68
METHANE・・・・・・・・・・・・68
MIMMS・・・・・・・・・・・・・67

MIST・・・・・・・・・・・・・・68

**N・P・S**

national trauma care system・・・・・・9
NIO™・・・・・・・・・・・・・・64
primary realignment・・・・・・・・・123
SOF®TT（SOF® タクティカルターニ
 ケット）・・・・・・・・・・・・34

**T・W**

TCTC（tactical combat trauma care）
 ・・・・・・・・・・・・・・2, 15
TCCC（tactical combat casualty care）
 ・・・・・・・・・・・・・・2, 10
THREAT・・・・・・・・・・・・・67
water seal・・・・・・・・・・・・・59

- **JCOPY** 〈㈳出版者著作権管理機構 委託出版物〉
  本書の無断複写は著作権法上での例外を除き禁じられています.
  複写される場合は, そのつど事前に, ㈳出版者著作権管理機構
  （電話 03-3513-6969, FAX03-3513-6979, e-mail：info@jcopy.or.jp)
  の許諾を得てください.
- 本書を無断で複製（複写・スキャン・デジタルデータ化を含みます）
  する行為は, 著作権法上での限られた例外（「私的使用のための複
  製」など）を除き禁じられています. 大学・病院・企業などにお
  いて内部的に業務上使用する目的で上記行為を行うことも, 私的
  使用には該当せず違法です. また, 私的使用のためであっても,
  代行業者等の第三者に依頼して上記行為を行うことは違法です.

## 外傷救護の最前線－事態対処医療の手引き－

ISBN978-4-7878-2326-7

2018 年 7 月 10 日　初版第 1 刷発行

| | |
|---|---|
| 編　　　集 | 齋藤大蔵, 関根康雅, 吉村有矢, 秋冨慎司, 後藤浩也 |
| 発 行 者 | 藤実彰一 |
| 発 行 所 | 株式会社　診断と治療社 |
| | 〒 100-0014　東京都千代田区永田町 2-14-2　山王グランドビル 4 階 |
| | TEL：03-3580-2750（編集）　03-3580-2770（営業） |
| | FAX：03-3580-2776 |
| | E-mail：hen@shindan.co.jp（編集） |
| | 　　　　eigyobu@shindan.co.jp（営業） |
| | URL：http://www.shindan.co.jp/ |
| 本文イラスト | 松永えりか |
| 装　　　丁 | 株式会社　ジェイアイ |
| 印刷・製本 | 株式会社　加藤文明社 |

©Daizoh SAITOH, 2018. Printed in Japan.　　　　　　　　　　　　　　　　　［検印省略］
乱丁・落丁の場合はお取り替えいたします.